全国高等职业院校护理类专业第二轮教材

护理学导论

第2版

（供护理类专业用）

主　审　贺启莲
主　编　宋思源　何　求
副主编　董云青　郑春贵　熊　琼
编　者　（以姓氏笔画为序）
　　　　王　卉（重庆三峡医药高等专科学校）
　　　　王　蓉（楚雄医药高等专科学校）
　　　　李　雪（辽宁医药职业学院）
　　　　何　求（益阳医学高等专科学校）
　　　　宋思源（楚雄医药高等专科学校）
　　　　昌纯英（益阳医学高等专科学校）
　　　　郑春贵（邢台医学高等专科学校）
　　　　董云青（山东医学高等专科学校）
　　　　熊　琼（长沙卫生职业学院）

中国健康传媒集团
中国医药科技出版社

内 容 提 要

本教材是"全国高等职业院校护理类专业第二轮教材"之一，内容结合新入职人员规范化培训及护士执业考试特点，根据护理学导论教学大纲的基本要求和课程特点编写而成。本教材共九章，主要内容涵盖了护理学概述、发展史及护士角色与素质，护理学的基本概念，护理理论，护理学相关理论，护理程序，评判性思维、循证护理与临床路径，健康教育，文化与护理，护理与法律等。具有"融德于教"、强化职业精神及德技并修的特点。本教材为书网融合教材，即纸质教材有机融合电子教材、教学配套资源（PPT、微课、图片等）、题库系统、数字化教学服务（在线教学、在线作业、在线考试），使教学资源更加多样化、立体化。

本教材适用于全国高等职业院校护理类专业教学使用，也可作为医药行业培训和护士执业考试的参考用书。

图书在版编目（CIP）数据

护理学导论/宋思源，何求主编．—北京：中国医药科技出版社，2022.11

全国高等职业院校护理类专业第二轮教材

ISBN 978 - 7 - 5214 - 3473 - 6

Ⅰ.①护…　Ⅱ.①宋…②何…　Ⅲ.①护理学 - 高等职业教育 - 教材　Ⅳ.①R47

中国版本图书馆 CIP 数据核字（2022）第 197618 号

美术编辑　陈君杞

版式设计　友全图文

出版　**中国健康传媒集团** | 中国医药科技出版社

地址　北京市海淀区文慧园北路甲 22 号

邮编　100082

电话　发行：010 - 62227427　邮购：010 - 62236938

网址　www. cmstp. com

规格　889 × 1194mm $^1/_{16}$

印张　8 $^1/_2$

字数　265 千字

初版　2018 年 8 月第 1 版

版次　2022 年 11 月第 2 版

印次　2023 年 8 月第 2 次印刷

印刷　北京市密东印刷有限公司

经销　全国各地新华书店

书号　ISBN 978 - 7 - 5214 - 3473 - 6

定价　**39.00** 元

获取新书信息、投稿、为图书纠错，请扫码联系我们。

出版说明

为贯彻落实《国家职业教育改革实施方案》《职业教育提质培优行动计划（2020—2023年）》《关于推动现代职业教育高质量发展的意见》等有关文件精神，不断推动职业教育教学改革，对标国家健康战略、对接医药市场需求、服务健康产业转型升级，支撑高质量现代职业教育体系发展的需要，中国医药科技出版社在教育部、国家药品监督管理局的领导下，在本套教材建设指导委员会主任委员西安交通大学医学部李小妹教授，以及长春医学高等专科学校、江苏医药职业学院、江苏护理职业学院、益阳医学高等专科学校、山东医学高等专科学校、遵义医学高等专科学校、长沙卫生职业学院、重庆医药高等专科学校、重庆三峡医药高等专科学校、漯河医学高等专科学校、皖西卫生职业学院、辽宁医药职业学院、天津生物工程职业技术学院、承德护理职业学院、楚雄医药高等专科学校等副主任委员单位的指导和顶层设计下，通过走访主要院校对2018年出版的"全国高职高专院校护理类专业'十三五'规划教材"进行了广泛征求意见，有针对性地制定了第二版教材的出版方案，旨在赋予再版教材以下特点。

1. 强化课程思政，体现立德树人

坚决把立德树人贯穿、落实到教材建设全过程的各方面、各环节。教材编写应将价值塑造、知识传授和能力培养三者融为一体，在教材专业内容中渗透我国医疗卫生事业人才培养需要的有温度、有情怀的职业素养要求，着重体现加强救死扶伤的道术、心中有爱的仁术、知识扎实的学术、本领过硬的技术、方法科学的艺术的教育，为人民培养医德高尚、医术精湛的健康守护者。

2. 体现职教精神，突出必需够用

教材编写坚持现代职教改革方向，体现高职教育特点，根据《高等职业学校专业教学标准》《职业教育专业目录（2021）》要求，以人才培养目标为依据，以岗位需求为导向，进一步优化精简内容，落实必需够用原则，以培养满足岗位需求、教学需求和社会需求的高素质技能型人才准确定位教材。

3. 坚持工学结合，注重德技并修

本套教材融入行业人员参与编写，强化以岗位需求为导向的理实教学，注重理论知识与岗位需求相结合，对接职业标准和岗位要求。在教材正文适当插入临床案例，起到边读边想、边读边悟、边读边练，做到理论与临床相关岗位相结合，强化培养学生临床思维能力和操作能力。

4. 体现行业发展，更新教材内容

教材建设要根据行业发展要求调整结构、更新内容。构建教材内容应紧密结合当前临床实际要求，注重吸收临床新技术、新方法、新材料，体现教材的先进性。体现临床程序贯穿于教学的全过程，培养学生的整体临床意识；体现国家相关执业资格考试的有关新精神、新动向和新要求；满足以学生为中心而开展的各种教学方法的需要，充分发挥学生的主观能动性。

5. 建设立体教材，丰富教学资源

依托"医药大学堂"在线学习平台搭建与教材配套的数字化资源（数字教材、教学课件、图片、视频、动画及练习题等），丰富多样化、立体化教学资源，并提升教学手段，促进师生互动，满足教学管理需要，为提高教育教学水平和质量提供支撑。

本套教材凝聚了全国高等职业院校教育工作者的集体智慧，体现了凝心聚力、精益求精的工作作风，谨此向有关单位和个人致以衷心的感谢！

尽管所有参与者尽心竭力、字斟句酌，教材仍然有进一步提升的空间，敬请广大师生提出宝贵意见，以便不断修订完善！

数字化教材编委会

主　审　贺启莲

主　编　宋思源　何　求

副主编　董云青　郑春贵　熊　琼

编　者　（以姓氏笔画为序）

王　卉（重庆三峡医药高等专科学校）

王　蓉（楚雄医药高等专科学校）

李　雪（辽宁医药职业学院）

何　求（益阳医学高等专科学校）

宋思源（楚雄医药高等专科学校）

昌纯英（益阳医学高等专科学校）

郑春贵（邢台医学高等专科学校）

董云青（山东医学高等专科学校）

熊　琼（长沙卫生职业学院）

前言 PREFACE

　　护理学导论是护理专业学生的入门课程，在护理专业人才培养方案中定位为专业基础课。其包含了护理学的基本理论、方法论和意识形态，在护理专业的课程架构中，承载着启蒙、塑造、培养学生专业精神、专业思想、专业理念、专业思维和专业伦理的重要作用，同时也为其他专业基础课、专业课程的学习及将来开展临床护理工作奠定了知识、文化、情感基础。本教材包括九章内容，即绪论，护理学的基本概念，护理理论，护理学相关理论，护理程序，评判性思维、循证护理与临床路径，健康教育，文化与护理，护理与法律。第二版《护理学导论》更加注重体现职业精神，注重德技并修，注重更新教材内容及丰富教学资源，从内容上和形式上进行了一些修订。

　　本教材主要适用于全国高等职业院校护理类专业师生教学使用。

　　每章设有"学习目标""情境导入""知识链接""目标检测""本章小结"等模块，在第一版的基础上进一步优化各模块的内容；在"学习目标""情境导入"和"知识链接"模块融入思政元素，力求培养热爱护理学专业的德技兼修护理人才；搭载"医药大学堂"智能化教学服务平台，配套 PPT、微课、练习题等，便于学生自主学习。

　　本教材的编写工作由 9 位教师承担，按照第一章至第九章的排序分别为昌纯英、王蓉、宋思源、郑春贵、李雪、董云青、王卉、何求、熊琼。

　　本教材在编写过程中，得到了各位编者所在院校的大力支持和帮助，在此表示衷心的感谢。同时，感谢大理大学护理学院贺启莲教授对审核工作的支持。

　　由于受编者学识水平所限，书中难免存在缺点和疏漏，敬请读者提出宝贵意见，以便进一步修订和完善。

编　者

2022 年 7 月

CONTENTS **目录**

第一章　绪　论

PPT

◉ 学习目标

　　1. 通过本章学习重点把握护理学的概念及实践范畴、护理学的任务、现代护理学三个发展阶段的特点、护理专业的概念、护士角色功能及基本素质。

　　2. 学会运用护理学原理，评估护理对象选择院内护理、社区护理、延续护理的最佳方式；具有正确认识护理专业，初步理解护理对象需要，习得护士基本素质的能力。

　　护理学是一门独立学科，与基础医学、临床医学、口腔医学、公共卫生与预防医学、中医学、中西医结合、药学、中药学、特种医学及医学技术共同构成了医学的一级学科。护理学在以健康为中心的健康照护中具有举足轻重的作用。护理专业在呵护生命、防治疾病、协助诊疗、促进健康等方面发挥着不可替代的作用。

》 情境导入

　　情境描述　全国抗击埃博拉出血热先进个人、全国三八红旗手、第46届南丁格尔奖章获得者——游建平是国际军演中身兼数职、勇挑大梁的护理"尖兵"，她是援非抗埃前线中亲力亲为、攻坚克难的医疗队总护士长，她是西藏高原上为灾民控病防灾、为我军卫勤训练保障四处奔忙的"白衣雪莲"，她还是汶川地震灾害救援的战士、同事和患者口中的"游妈"。她始终冲在最前，勇挑重担，以坚定的信念、精湛的技术和无边的大爱，诠释了新时代"人道、博爱、奉献"的南丁格尔精神。

　　讨论　你如何认知"人道、博爱、奉献"？如何借力南丁格尔精神，成长为有温度的护士？

第一节　护理学概述

一、护理学的概念

　　护理学是一门以自然科学和社会人文科学为理论基础，研究维护、促进和恢复人类健康的护理理论、知识、技能及其发展规律的综合性应用科学。护理学涉及的自然科学内容有生物学、解剖学、生理学、生物化学等；涉及的社会及人文科学内容有心理学、美学、伦理学、社会学、人际沟通学等。它以应用科学的思维方法对护理对象进行整体研究，以探讨护理活动过程中各种护理现象的本质及发展规律，并形成具有客观性及逻辑性的科学。

二、护理学的范畴

（一）护理学的理论范畴

1. 护理学研究的对象　现代护理认为，护理对象包括个体、家庭、社区及社会。针对个体，护理照护包含了人生命的全过程，即健康、亚健康、患病及死亡过程。

2. 护理学理论体系 是护理人员在长期的护理实践活动中不断探索研究的结果，是指导护理实践的基础。护理理论从科学角度阐述了护理现象和活动的本质与规律。在护理工作中常用的理论有奥瑞姆的自理模式、罗伊的适应模式、纽曼的保健系统模式及佩普劳的人际关系模式等。随着护理学的发展，护理学将发展和完善护理理论内容，构建更加完整的护理学理论体系。

3. 护理学与国民健康的关系 国民健康状况是反映一个国家或地区经济与社会发展、卫生保健水平和人口素质的重要指标。国民健康状况受自然环境、生活条件、生活方式、经济状况、个人健康素养知识及卫生服务体系等众多因素的制约。护理学主要对国民生活方式、个人健康素养方面发挥全面、全程、连续、优质、专业的影响，从而提高国民生活质量乃至生命质量。

4. 护理分支学科及交叉学科 随着现代科学的高速发展，护理学与自然科学、社会科学、人文科学等学科相互渗透，在理论上相互借鉴，在技术上相互促进，在方法上相互启迪，形成了许多新的分支学科和交叉学科，如社区护理学、老年护理学、护理心理学、护理伦理学、护理管理学、护理礼仪、人际沟通等，在更大范围内促进了护理学的发展。

（二）护理学的实践范畴

1. 临床护理 以患者为服务对象，其内容包括基础护理和专科护理。

（1）基础护理 是专科护理的基础，是指应用护理学的基本理论、基本知识和基本技能，结合患者的要求，满足患者的基本需要。如饮食护理、排泄护理、病情观察、临终关怀等基本护理技能。

（2）专科护理 以护理学和相关学科理论为基础，结合临床各专科患者的特点及诊疗要求，为患者提供整体护理，如重症护理、急救护理、康复护理及各专科护理等。

2. 社区护理 是以社区人群为照护对象，以临床护理的理论、知识、技能为基础，根据社区的特点，为社区人群开展妇幼保健、预防接种、健康管理、老年护理、康复促进、居家护理、安宁疗护等医疗照护。旨在帮助社区人群建立良好的生活方式及健康管理理念，为出院患者提供形式多样的延续性护理，为长期卧床患者、晚期姑息治疗患者、老年患者等人群提供护理照护，最终目标是提高全民健康水平。

3. 护理管理 通过运用管理学的理论和方法，对护理工作的诸多要素——人、财、物、时间、信息等进行科学的计划、组织、协调与控制，以培养护理人员良好的护理品质，提高护理工作的质量和效率，确保护理活动安全、有效。

4. 护理教育 以护理学和教育学理论为基础，以人的健康为中心，以社会需求为导向，以岗位胜任力为核心，有目的、有计划地培养护理人才，以适应医疗卫生和护理学科发展的需要。护理教育分为学历教育、继续教育和岗位培训三大类。学历教育分为中专、大专、本科、硕士、博士教育；继续教育设有专科、本科、研究生等教育层次；岗位培训包括新入职护士、专科护士、护理管理人员、社区护士、助产士等的培训。

5. 护理科研 是应用观察、实验、调查分析等科学方法回答和解决护理领域的问题，直接或间接地指导护理实践的过程。其目的是揭示护理学内在规律，促进护理理论、知识、技能的完善及更新。

三、护理学的任务

护理学的任务与护理学科的发展和人类健康需求密切相关。现代护理学认为，护理任务包括减轻痛苦、维持健康、恢复健康和促进健康四项。

（一）减轻痛苦

疼痛是一种与组织损伤或潜在组织损伤相关的感觉、情感、认知和社会维度的痛苦体验。减轻痛苦是护理人员运用护理理论、知识和技能缓解或避免患者的痛苦体验，是护理工作的基本职责和任务。如手背"乏神经区"静脉穿刺,可以减轻患者疼痛;根据恶性肿瘤的疼痛规律及止痛药的有效血药浓度,适时用药,可以减轻或避免疼痛发生。

（二）维持健康

维持健康即通过护理干预,维持个体健康水平,或使慢性病患者延缓疾病进程,处于相对平稳状态。护理干预包括临床护理技术、各种检查措施、药物干预、社区健康教育、社区健康促进、社会心理行为干预、家庭入户干预等。

（三）恢复健康

恢复健康是帮助人们在患病后或有影响健康因素存在时,通过整体护理,解决健康问题,消除影响健康因素的护理过程。如微笑型抑郁症的早发现、早诊断、早治疗,是杜绝病情加重,抑制患者产生自杀倾向的关键。

（四）促进健康

促进健康是通过健康教育等手段,改变人们认知,促进良好生活方式习得,保持心理平衡,主动追求生活质量和生命价值的护理过程。

四、护理工作方式 📱微课

护理工作方式即在护理实践过程中,护理人员的组织形式和工作任务的分配方式。常用的护理工作方式如下。

（一）个案护理

个案护理又称特别护理或专人护理,是由专人负责实施个体化护理,常用于冠心病监护病房（CCU）、重症监护病房（ICU）、急诊科等急危重症患者的护理。护士负责完成患者的全部护理内容,责任明确,能掌握患者全面情况,及时发现患者病情变化,并配合医生给予最优化处理。适用于抢救患者或某些特殊患者,也适用于临床教学需要等。但对护士要求较高,耗费人力、物力、财力,需要严格把控适应对象。

（二）功能制护理

功能制护理是一种以疾病为中心的护理模式,以完成各项医嘱和常规的基础护理为主要工作内容,将日常工作任务依据工作性质机械性地分配给护理人员,护士被分为"巡回护士""治疗护士""办公室护士""生活护理护士"等班次来完成护理任务,属于一种流水作业的工作方式。护士分工明确,各司其职,易于组织管理,节省人力;以工作内容为中心分配其任务。但护士工作机械,协作性差,与患者交流少,对患者缺乏整体护理。

（三）小组制护理

小组制护理是以小组为单位对患者进行整体护理。一般3～5位护士为一组,负责10～20位患者,小组成员由不同级别的护士构成,由一名经验丰富、业务能力强的护士担任组长,组长负责制订护理计划和措施,由小组成员共同合作完成护理工作。小组制护理能充分发挥团队合作精神及各级护理人员的作用;能为患者提供促进生理、心理、社会适应能力的整体护理。但团队能力受组长能力影响,不利于质量管理。

（四）责任制护理

责任制护理是由以疾病为中心的护理转向了以患者为中心的护理,由责任护士和辅助护士按照护理程序的工作方法对患者实施整体护理。要求责任护士从患者入院到出院实行8小时在班,24小时负责。

由责任护士评估患者情况、制订护理计划、实施护理措施及评价护理效果，辅助护士按责任护士的计划实施护理。这种责任到人的工作方式增加了患者的安全感和归属感，有利于形成良好护患关系。但责任制护理要求负责的护士在岗时间长，不利于护士休息；书写护理文件多，可能延误病情观察。

（五）综合护理

综合护理是以患者为中心，根据患者的需求和特点，选择最优化的工作方式，为患者提供生理、心理、社会等方面的整体护理。特点是低成本、优质、高效，并符合全面、全程、连续的整体护理要求，增强了护士的责任感。

第二节　护理学的发展史

自从有了人类就有了护理活动。人类的文明、科学进步促进了护理学的形成、发展，并使其内涵不断拓展。

一、世界护理学发展史

（一）人类早期的护理

1. 自我护理　远古时代，人类在与自然环境作斗争的过程中，积累了丰富的生产和生活经验，如采集野果、打猎受伤后，模仿动物用舌头舔伤口，防止伤口恶化；当腹部不适时，用手抚摸以减轻痛苦；发明火后，发现食用熟食可以减少胃肠道疾病的发生。至此，"自我保护"的医疗照护方式逐渐形成。

2. 家庭护理　为了抵御恶劣的生存环境，人类逐渐开始群居，互相帮助，按血缘关系组成以家庭为中心的母系氏族制社会，家庭中的妇女担负起照顾家中老弱病残的责任，形成了"家庭式"的照顾方式，如简单的伤口包扎、按摩、热敷等。

3. 宗教护理　在原始社会，人类常把疾病看成是灾难，认为是神灵主宰或魔鬼作祟，巫师也应运而生，他们用祷告、画符、念咒等封建迷信的方法去祈求神灵的帮助，以减轻痛苦或祛除疾病，医药、迷信和宗教长期联系在一起，巫医不分。随后，草药的应用、催吐等治疗手段的出现，证实了巫术的无用，故医巫分开，形成了集医、护、药于一身的原始医疗。到了公元 500 年前后，中国、埃及、希腊、罗马、印度等开始并记载了如尸体包裹、药物应用、催眠术、内外科疾病治疗、公共卫生、外科手术、沐浴疗法等对后世影响较大的医护行为。公元初年基督教兴起，开始了教会对医护的影响。教徒们在传播宗教信仰的同时也开展了医疗、济贫等慈善事业，建立收容老弱病残徒步朝圣者的休息站，逐渐发展为医院和养老院。一些献身于宗教事业的妇女，在做教会工作的同时，秉承宗教博爱、济世的宗旨参与了对病患的照护，使得护理工作开始从家庭走向社会，出现了宗教护理，形成了早期护理的雏形。

（二）中世纪的护理

中世纪护理的发展主要受到宗教和战争的影响。

1. 宗教　中世纪的欧洲，由于政治、经济、宗教的发展，各国先后建立了数以百计的医院，作为特定的慈善机构为孤寡老人、穷人和患者提供照护。修女承担起了主要护理工作，她们凭借良好的道德品质和丰富的经验推动了护理事业的发展。在这一时期，形成了为患者提供初步护理的宗教、军队和民俗性的护理社团，使护理服务逐渐从"家庭式"照护转向了"社会化和组织化服务"。

2. 战争　12～13 世纪欧洲爆发了长达 200 年之久的战争。连年战乱致使伤病员大量增加，由一些信徒组成的救护团开始重视改善医疗环境，重视护理人员的训练、工作划分，促使护理技术得到发展，护士的岗位教育、对照护对象的关怀有明显提升。但护理培训及实践尚未步入正轨。

（三）文艺复兴时期的护理

从 14 世纪开始，在文艺复兴、宗教改革及工业革命的影响下，文学、科学、艺术、医学等领域有了迅速的发展，涌现出一批医学科学家。但在护理方面，由于宗教改革，重男轻女的教育理念及经济发展滋生的拜金主义的形势下，护理工作不再由充满爱心的神职人员来担任，接替护理工作的主要是一些贫困人家的妇女，她们没有护理经验，没接受过护理培训，加之拜金意识强烈，爱心、奉献精神匮乏，服务态度恶劣，护理质量大大下降。护理事业进入了长达 200 年的黑暗时期。

（四）科学护理的诞生与南丁格尔的贡献

19 世纪后期，随着科学的发展、医学进步的影响，在欧洲催生了许多护士训练班。1836 年，德国牧师西奥多·弗里德尔在凯撒威尔斯城建立了医院和执事训练所，招收满 18 岁且身体健康、品德优良的女性接受护理训练，这是最早的具有系统化组织的护士学校，佛罗伦斯·南丁格尔（图 1-1）曾在此接受训练。

南丁格尔（1820—1910）是现代护理学的奠基人，19 世纪中叶，她首创了科学的护理专业，这是现代护理学的开始，也是护理学发展的一个重要转折点。

南丁格尔对护理学发展的贡献可概括为以下 5 方面。

1. 为护理向科学化发展提供了基础 南丁格尔提出的护理理念为现代护理的发展奠定了基础，她认为护理是一门艺术，有其组织性、实用性和科学性。她确定了护理学的概念和护士的任务，首创了公共卫生

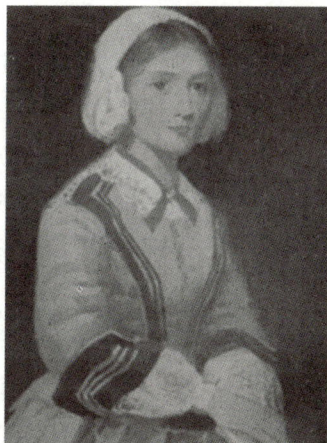

图 1-1 南丁格尔

的护理理念，重视护理对象的生理和心理护理，发展了自己独特的护理环境学说。正是由于她的努力，护理逐渐摆脱了教会的控制，成为了一门独立的职业。

2. 撰写著作，指导护理工作 南丁格尔撰写了大量的笔记、论著、报告、书信及日记等，其中最有影响的是《护理札记》和《医院札记》。《护理札记》是护理学的经典著作，阐述了护理工作应遵循的指导思想和原理，详细论述了对患者的观察及精神、卫生、饮食对患者的影响。《医院札记》则对医院建筑、管理和卫生保健工作提出了很多有针对性和实用价值的改进意见。此外，她还发表了一百多篇护理论文，答复了上千封读者来信。至今，这些论著仍对护理工作有着指导意义。

3. 创办了世界上第一所护士学校 1860 年，南丁格尔在英国的圣托马斯医院创办世界上第一所正规的护士学校——南丁格尔护士训练学校，使护理由学徒式教导成为了一种正式的学校教育，为正规的护理教育奠定了基础，促进了护理教育的快速发展。

4. 创立了护理制度 南丁格尔强调医院的规章制度和健全的护理管理组织机构是提高护理工作效率和工作质量的科学管理方式，要求医院设立护理部，由护理部主任负责护理管理工作，使护理工作走向了制度化及规范化。

5. 提出护理伦理思想 南丁格尔强调护理伦理及人道主义观念，维护和尊重患者的利益，她认为患者没有高低贵贱之分，护士要平等对待每一位患者，用慈爱之心和科学知识为患者解除病痛。

（五）现代护理学的发展

自南丁格尔创建护理专业以来，护理学科不断发展。从护理学的实践和理论研究来看，护理学的变化和发展可概括地分为以下三个阶段。

1. 以疾病为中心的阶段 19 世纪自然科学不断发展，促进了医学科学发展，细菌这个名词首次于

1828 年提出，并揭示了一些疾病与细菌感染的内在联系，认为疾病是由于细菌或外伤等袭击人体后所致的损害和功能异常，有病就是不健康，一切医疗行为都着眼于疾病，从而形成以疾病为中心的医学指导思想，这一思想也成为指导和支配护理实践的基本理论观点。

此阶段护理的特点为：①护理已成为专门的职业，护士从业前须经过专门的培训；②护理从属于医疗，护士是医生的助手；③护理工作的主要内容是执行医嘱和各项护理技术操作；④护理学尚未形成自己的理论体系，护理教育类同于医学教育，课程内容涵盖较少的护理内容。

2. 以患者为中心的阶段　20 世纪 40 年代，社会科学中许多有影响的理论和学说相继被提出和确立，如系统论、人的基本需求层次论、人和环境的相互关系学说等，为护理学的进一步发展奠定了理论基础，促进人们认识到人类健康与心理、精神、社会环境之间的关系。1948 年世界卫生组织（WHO）提出"健康不但是没有疾病和身体缺陷，还要有完整的生理、心理状况与良好的社会适应能力"，明确了健康及护理工作的范畴。"责任制护理"的概念用系统论的观点解释了护理工作，把"护理程序"的科学方法应用于护理领域，以及"生物－心理－社会医学模式"等，在这些新思想的指导下护理工作发生了根本性的变革，从以疾病为中心的护理转向以患者为中心的护理。

此阶段护理的特点为：①强调护理是一门专业，逐步建立了护理的专业理论基础；②医护双方是合作伙伴关系；③护理工作内容不再是单纯地、被动地执行医嘱和完成护理技术操作，取而代之的是对患者实施身、心、社会等全方位的整体护理，满足患者的健康需要；④在相关理论的基础上通过实践和研究，逐步形成了护理学科的独立知识体系，与其他医学类学科共同构成了医学的一级学科。

3. 以人的健康为中心的阶段　20 世纪 70 年代末，世界各国经济条件普遍改善，公共卫生事业发展迅速，以及第一次卫生革命的成功，致使疾病谱发生了改变，传染性疾病和寄生虫病不再是威胁人类健康的首要因素，卫生工作的主攻方向由控制传染病延伸到向生活方式引起的疾病宣战，即第二次卫生革命。同时，在 1977 年，世界卫生组织提出了"2000 年人人享有卫生保健"的战略目标，至此，护理工作也进入了以人的健康为中心的阶段。

此阶段护理的特点为：①护理学已发展成为现代科学体系中综合人文、社会、自然科学知识的应用学科；②护士角色多元化，护士不仅是医生的合作伙伴，还是照护者、教育者、管理者、咨询者等；③护理的工作范畴从对患者护理扩展到对人的生命全过程的护理，护理对象由个体扩展到群体；④护理的工作场所从医院扩展到家庭和社区及所有有人的地方；⑤护理教育有了完善的教育体系，有雄厚的护理理论基础。

二、我国古代和近代护理学发展史

（一）古代护理

我国传统医学有着悠久的历史，其特点是医、药、护不分，强调"三分治，七分养"，其中的"养"即为护理。在《黄帝内经》不仅记载有疾病与饮食、精神、自然环境和气候变化的关系，如"肾病勿食盐""病热少愈，食肉则复，多食则遗，此其禁也"；并提出要"扶正祛邪"，即要加强自身的抵抗力以预防疾病；同时也提出了"圣人不治已病治未病"的预防观点。名医张仲景在东汉末年即发明了灌肠术、人工呼吸和舌下给药等方法；三国时期名医华佗仿生编创了"五禽戏"以强身健体；唐代杰出医药学家孙思邈所著的《备急千金要方》提出了不可与他人共用衣服、毛巾等预防隔离知识；宋代名医陈自明所著的《妇女大全良方》记载了怀孕妇女产前、产后的护理知识；明代著名医药学家李时珍撰写了《本草纲目》，诊治过程融诊疗、煎药、送药、喂药为一体。

（二）近代护理

鸦片战争前后，随着西方军队和宗教的进入，西方医学和护理学也迅速传入了我国。1835 年，英国传教士巴克尔在广东建立了第一所西医医院，2 年后在这家医院开设了护理短训班培养护士。1888 年，美国约翰逊女士在福建创办了我国第一所护士学校。1895 年和 1905 年，在北京先后成立了护理训练班及护士职业学校，我国护理专业队伍开始逐渐形成。1909 年"中华护士会"在江西牯岭成立（1937 年更名为中华护士学会，1964 年更名为中华护理学会）。1920 年我国第一份护理专业报刊《护士季报》创刊。同年，北京协和医学院建立了协和高等护士专科学校。1922 年，我国加入国际护士会，成为国际护士会第 11 个会员国。1932 年我国第一所正规公立护士学校——中央护士学校在南京成立。1934 年，教育部成立护士教育专门委员会，将护理教育改为高级护士职业教育，护士教育被纳入了国家正式教育系统。1950 年北京协和医学院与燕京大学、东吴大学、岭南大学、齐鲁大学等五所大学合办了五年制高等护理教育。在抗日战争时期，护理人员为救治伤病员做出了很大贡献，护理工作受到党中央的重视和关怀，毛泽东同志曾亲笔题词："护士工作有很大的政治重要性""尊重护士，爱护护士"。至 1949 年，全国共有护士学校 180 余所，培养护士 3 万余名，但还远远不能满足当时约 6 亿人口医疗保健和健康的需要。

三、我国现代护理学发展

中华人民共和国成立以后，我国护理事业的发展进入了一个新的时期。

（一）护理学实践范畴

1. 护理实践 护理领域从医疗机构向社区、家庭拓展，护理内容从疾病临床治疗向慢病管理、老年护理、长期照护、康复促进、居家护理、安宁疗护等方面延伸，实现医疗、护理、康复协作，护士运用专业知识和技能为国民生老病死全过程提供医学照护、病情观察、健康指导、慢病管理、康复促进、心理护理等活动，体现人文关怀，满足国民身体、心理、社会的整体需求。

2. 护理管理 《全国护理事业发展规划（2021—2025）》提出的主要任务是"完善护理服务体系、加强护士队伍建设、推动护理高质量发展、补齐护理短板弱项、加强护理信息化建设、推动中医护理发展、加强护理交流与合作"，护理管理即围绕以上任务展开，充分利用《护理专业医疗质量控制指标（2020 年版）》中的各项质控指标和各种医疗质量管理工具，如全面质量管理（TQC）、质量环（PDCA 循环）、品管圈（QCC）、临床路径管理等措施、方法和手段实现管理目标和持续改进；进一步推进包括与医疗质量安全核心制度有关的分级护理制度、值班和交班制度、急危重症患者抢救制度、查对制度、手术安全核查制度、危急值报告制度、病历管理制度，健全护理不良事件报告制度等。除此，护理管理建立护士岗位培训制度、护理岗位管理制度，以护士临床护理能力和专业技术水平为主要指标，结合工龄、职称和学历等，对护士进行合理分层，明确护士职业发展路径，拓宽护士职业发展空间；建立护士人力资源管理制度及科学绩效考核制度，促进满足群众差异化的护理服务需求、老年护理服务供给、信息化护理服务及融护理体系、服务、技术、管理、人才的多维度统筹，推动护理高质量发展，提高护理同质化水平。

3. 护理教育 分为学历教育、继续教育和岗位培训三大类。

（1）学历教育 1950 年在北京召开了全国第一届卫生工作会议，将护理专业教育列为中专教育之一；1966—1976 年护理教育一度处于停滞状态，至 1978 年恢复招生。1983 年教育部和卫生部联合召开会议，决定恢复高等护理教育，由天津医学院率先开设了护理本科专业；1992 年北京、上海等地开始了护理硕士研究生教育；2004 年北京协和医学院和第二军医大学分别开始招收护理学博士研究生。

（2）继续教育 1997 年卫生部成立了继续教育委员会护理学组，标志着我国护理学继续教育正式纳入了国家规范化的管理。

（3）岗位培训 《全国护理事业发展规划（2021—2025 年）》强调"建立以岗位需求为导向、以岗位胜任力为核心的护士培训制度。"要求"加强临床护士'三基三严'培训，坚持立足岗位、分类施策，切实提升护士临床护理服务能力。""结合群众护理需求和护理学科发展，有针对性地开展老年、儿科、传染病等紧缺护理专业护士的培训。""加强新入职护士和护理管理人员培训。"

💡 **知识链接**

新入职护士培训

参照《新入职护士培训大纲（试行）》，加强对医疗机构新进入护理岗位工作的护士开展培训，是对"以人民健康为中心，以群众需求为导向，以高质量发展为主题，以改革创新为动力，进一步加强护士队伍建设，丰富护理服务内涵与外延，提升护理管理水平，推动高质量发展，努力让人民群众享有全方位全周期的护理服务"的落实；是提升独立、规范为患者提供护理服务能力的关键措施。预计到 2025 年，所有三级综合医院健全新入职护士培训机制，参加培训人员比例不低于 95%。二级及以上医院结合实际开展新入职护士培训，参加培训人员比例不低于 90%。

4. 护理科研与学术活动 2016 年 9 月 21 日中国研究型医院学会护理分会在重庆正式成立，为护理人员从事护理学术交流、课题立项、科研成果转化等搭建了很好平台，为打造专家型护理人才奠定了基础。此外，我国拥有护理期刊如《中华护理杂志》《中华护理教育杂志》《中国护理管理》《护理学杂志》等数十种，发表护理人员的科研成果、学术思想，为护理学术交流开渠凿道；再者，按照国际交流部署和推进与"一带一路"沿线国家卫生与健康合作要求，深入开展与国际及港澳台地区间护理领域的合作与交流，在护理管理、制度政策、人才培养、护理技术等方面加大交流合作的力度，更好实现经验共享、互利共赢。

（二）护理专业

1. 护理专业的概念 护理专业是以提供以人的健康为中心的护理照护为目的，有完善的教育体制，独立的理论、科研体系及专业自主性的医学领域的类别。其在维护及促进人类健康中发挥了其他医学专业不可替代的作用。护士为人民群众提供医疗护理服务，是疾病预防、治疗、护理、康复和安宁疗护的重要力量。

2. 护理人才培养 在推进健康中国建设前提下，结合人口结构变化、疾病谱特点及群众医疗护理服务需求，护理类专业教育发展以《中华人民共和国职业教育法》为总纲，围绕"以社会需求为导向""以岗位胜任力为核心"的培养目标，在《普通高等学校高等职业教育（专科）专业设置管理办法》的指导下，护理专业开设了如口腔护理、康复护理、社区护理、老年护理、中医护理、健康管理等专业方向。同时，根据社会需求，增加老年护理、儿科护理、重症监护、传染病护理、急诊急救、康复护理、中医护理等紧握专业护士的培训，以适应我国经济社会和卫生健康事业发展的需要。

3. 优化护理资源布局 "以社会需求为导向"，健全覆盖急性期诊疗、慢性期康复、稳定期照护、终末期关怀的护理服务体系。即不同医疗机构结合功能定位按需分类提供专业、规范的护理服务。三级医院主要提供疑难、急危重症患者护理，加强护理学科建设和人才培养；二级医院主要提供常见病、多发病护理；护理院、护理中心、康复医疗中心、安宁疗护中心、基层医疗机构等主要提供老年护理、康复护理、长期照护、安宁疗护等服务。

4. 专业护士的岗位设置及分层次管理 为进一步加快护理事业发展，为国民健康提供安全、优质、满意的照护，根据护士的岗位职责，结合工作性质、工作任务、责任轻重和技术难度等要素，明确岗位所需护士的任职条件。护士的经验能力、技术水平、学历、专业技术职称应当与岗位的任职条件相匹配，实现护士从身份管理向岗位管理的转变，并将医院护理岗位设置分为护理管理岗位、临床护理岗位和其他护理岗位。护理管理岗位是从事医院护理管理工作的岗位，临床护理岗位是护士为患者提供直接护理服务的岗位，其他护理岗位是护士为患者提供非直接护理服务的岗位。专业护士的岗位设置及分层次管理，目的在于科学管理，充分调动护士的工作积极性，满足临床护理需求。

第三节　护士角色与素质

一、护士角色及其功能

（一）护士角色

护士角色是指护士应具有的、与护士职业相适应的社会行为模式。这种行为模式的形成源于社会对职业的要求，并随着社会的发展而变化。不同时期护士角色的形象、期望、职责都有所不同。护士应不断提升自我，达到社会所期望的护士应具备的能力目标。

（二）护士的角色功能

现代护士被社会赋予了多元化角色，护士不仅是医生的合作伙伴，还在以健康为中心的照护过程中发挥着多种角色功能作用。

1. 照护者　提供照护是护士的首要职责。在护理活动中，护士对护理对象提供直接的护理活动，以满足其生理、心理、社会、文化、道德等方面的需要。

2. 教育者　护士通过评估护理对象的潜在和（或）现存问题，包括生活方式，针对性提出个性化健康教育方案并实施。如评估抑郁症患者的认知水平，对具有自杀高危因素存在者及其家属进行及时、充分、针对性强的健康教育，舒缓患者情绪，提高认知水平，发挥家庭对患者的社会支持作用，促进患者生存价值回归。从而担负起预防患者自杀的"守门人"角色。

3. 计划者　护士全面收集并分析护理对象相关信息，运用专业知识，评估护理对象，诊断护理对象需要满足的程度，制订最适合个体的护理计划并加以实施，促使患者恢复健康，健康者维持健康。

4. 管理者　护士对护理活动中的人、财、物、时间、信息等进行有计划的管理，为护理对象提供最高效、优质的护理照护。如家庭签约健康管理师，让人们足不出户即获得健康干预和健康教育的照护。

5. 咨询者　护士及时解答照护对象（含家属）的问题，承担对患者及其照护者进行健康咨询等责任。

6. 协调者　对护理对象的照护过程，包括了医（护）患之间的配合，以及医疗、护理、康复人员之间的协作，护士在照护全过程中，应扮演好协调者角色，在维护国民健康中发挥重要作用。

7. 研究者　护士与护理对象接触最直接、最连续、最密切、最广泛，往往是护理对象问题发现"第一人"，是最适合从事护理科研的人群。例如，可调节式俯卧位通气支架、"时速量"输液对照尺等均由护士发明。

二、护士的素质

（一）基本概念

素质是心理学的专业术语，是指个体较稳定的心理特质。素质包括先天和后天两方面：前者是生物的一面，即先天形成的感知器官和神经系统等，特别是大脑结构和功能上的一系列特点；后者是社会的一面，是个体素质的主要方面，指通过后天的教育学习、实践和自我修养而获得的知识技能、行为习惯、文化涵养与品质特点的结合。

护士素质是结合护理专业特征，对护士提出的专业性要求，是护士必备的条件和能力。

（二）护士的基本素质

1. 思想道德素质

（1）思想态度　热爱祖国，热爱人民，热爱护理事业，锐意进取，勇于创新，具有乐于为人类健康奉献一切的精神。在护理活动中努力提高自身的素质，为促进护理学科的发展、提高护理质量做贡献。

（2）思想品德　护士应具有高尚的道德品质，较高的慎独修养，遵守"救死扶伤、防病治病，实行社会主义人道主义，全心全意为人民的健康服务"的护理道德基本原则，崇尚真、善、美，不断提升自我的内心信念，促进自我道德评价体系不断完善。

（3）道德情感　护士应敬业、乐业，具有敬畏生命的道德情感，为此应做到"四自六心"，"四自"即自尊、自强、自制、自爱；"六心"即爱心、耐心、精心、责任心、同感心、事业心。

2. 科学文化素质
护理是综合自然科学和社会科学的应用性学科。在科学技术飞速发展的今天，许多新理论、新知识、新技能已经进入医学、护理领域，要求护士在岗位培训的基础上，通过自我不断钻研迅速胜任岗位需要。如借助数字化教学资源不断学习新理论、新知识、新技术。

3. 专业素质

（1）整体护理理念　以现代护理观为指导，以护理程序为基本框架，围绕人的健康，视护理对象为一个整体，运用专业知识和技能为患者提供医学照护、病情观察、医疗护理、心理护理、健康指导等服务，促进全面、全程、连续的最佳护理的落实。

（2）专业知识和人文素养　护士具备相应的医学/护理基础知识、专业知识的同时，应注重人文知识的学习，培养自我人文素养，在护理实践中充分体现人文关怀，满足不同文化个体的需要。

（3）专业实践能力　护士应具备的实践能力包括将理论知识运用于临床实践的能力，对资讯筛选、分析、提取或整合的能力，发现问题、分析问题与解决问题的能力，对新知识的摄取与应用的能力，逻辑思维、发散思维、创新思维及评判性思维的能力，有效沟通及管理能力等。

4. 心理素质
护理工作环境属于应激源高度集中，突发事件容易产生的场所，护士具备良好的心理素质，不仅能为护理对象提供优质护理照护，也能促使自我处于动态的心理平衡状态，避免职业倦怠的发生。

5. 身体素质
护理工作是脑力劳动与体力劳动的结合，良好的身体素质是护理工作顺利进行的保障，强身健体的过程同时又是心理放松、调节心态的手段，护士在工作好、学习好的同时，还应注重休息好及适量运动。

目标检测

答案解析

一、选择题

【A1/A2 型题】

1. 护理学是一门以（　）为理论基础，研究维护、促进和恢复人类健康的护理理论、知识、技能及其发展规律的综合性应用科学
   A. 自然科学和社会人文科学　　　　　B. 临床医学和哲学

C. 临床医学和社会学　　　　　D. 自然科学和临床医学

E. 临床医学和社会人文科学

2. 患者，女，46岁，患高血压4年。性情温和，体态匀称。平素以面食为主，饮食清淡，喜食咸菜等腌制食品。针对患者存在问题护士给予饮食指导。护士此行为属于（　）

A. 基础护理和护理科研　　　　B. 基础护理和社区护理

C. 基础护理和护理管理　　　　D. 基础护理和专科护理

E. 基础护理和护理教育

【A3/A4型题】

（3~4题共用题干）

患者，男，25岁，清洁工人，清洁外墙玻璃时，不慎从高处跌下，造成严重的颅脑损伤，需随时观察病情，做好抢救准备。

3. 此时护士应采取的护理工作方式是（　）

A. 个案护理　　　　B. 功能制护理　　　　C. 小组制护理

D. 责任制护理　　　　E. 综合护理

4. 在患者住院期间，护士除对患者进行观察病情外，还实施除（　）外的护理

A. 医学照护　　　　B. 医疗护理　　　　C. 日间护理

D. 心理护理　　　　E. 健康指导

二、病例分析题

患者，女，23岁，行腹腔镜卵巢囊肿切除术后6小时，诉伤口疼痛减轻。护士继续遵医嘱使用止痛泵止痛，同时用屏风遮挡后为其消毒会阴部，观察导留置尿管情况，指导家属观察集尿袋的尿量，回答患者对留置导尿管时间的询问，操作过程中护患沟通良好。在护理文件中书写相应护理诊断。

（1）护士在护理活动中扮演了哪些角色？

（2）简述与本案例关联度高的护理任务。

（昌纯英）

书网融合……

本章小结　　　　微课　　　　题库

第二章　护理学的基本概念

PPT

◎ 学习目标

　　1. 通过本章学习重点把握人、环境、健康、护理、整体护理的概念及内涵；护理与健康的关系；人、环境、健康、护理四个概念之间的关系。
　　2. 学会运用所学知识评估个体和群体的健康状况，针对性指导个体和群体认知影响健康因素，共同制定健康管理方案，并提供相应护理。

　　任何一门学科均具有自己独立的知识体系作为实践的基础和指导，每一门专业均建立在相应的理论基础上，而理论则由相关的概念来表述。护理学中，人、环境、健康和护理被公认是影响和决定护理实践的四个最基本的概念。

≫ 情境导入

　　情境描述　在第三十二届夏季奥林匹克运动会男子 100 米半决赛中，中国短跑运动员苏炳添创造了 9 秒 83 的个人最好成绩，刷新亚洲纪录，成为第一个站上奥运会男子百米决赛跑道的中国运动员。苏炳添被称为中国飞人，亚洲之光。梦想的实现，浸透着奋斗的汗水。每一次自我超越，都离不开对梦想的执着和日复一日的坚持。不因困难屈服、不向挫折低头，苏炳添用自强不息的拼劲和自我超越的勇气为体育精神写下生动注脚。

　　讨论　1. 自我效能感的作用？
　　　　　　2. 你如何提升个体的自我效能感？

第一节　人

　　护理是为人的健康服务的，一切护理活动都是围绕着人的健康而展开，对人的认知是护理理论和实践的核心和基础。

一、护理学中人的范围

　　人作为护理学的研究和护理对象，从涉及层面看，包括个人、家庭、社区和社会；从照护范畴看，包括生命的整个周期。现代护理观认为，护理的最终目标是促进人类的健康，提高人群的生活质量乃至生命质量。

二、人是一个整体

　　所谓整体，是指按一定方式和目的，有秩序排列的各个个体（要素）的有机集合体。整体的概念强调两点：第一，组成整体的各要素间既保持相对独立，又彼此相互影响；第二，整体所产生的行为结果大于各要素单独行为结果的代数和。如慢性肺源性心脏病患者，呼吸系统、循环系统分别保持着呼吸或循环的功能，但心脏因慢性阻塞性肺疾病导致右心功能障碍；肺脏则因心功能降低进一步影响呼吸，加剧呼吸困难。同时，肺源性心脏病患者由于长期反复发作，在心肺功能严重受损的同时，往往存在焦虑，甚至恐惧的心理问题。心理问题的出现，说明患者存在严重的心理健康问题。因此对人的认知应注重其整体性。

三、人是一个开放系统

开放系统是指不断与周围环境进行物质、能量和信息交换的系统。人作为自然系统中的一个子系统，不断与环境进行着物质、能量、信息的交换，同时，在自身内部各系统间也不停地进行着物质、能量、信息的交换，因此，人是一个开放的系统。人的基本目标是维持人体内外环境的协调和平衡，护理的主要功能就是帮助个体调整其内环境，去适应外环境的不断变化，以获得并维持身心的平衡及健康状态。强调人是一个开放系统，提示护理中不仅要关心机体各系统或各器官功能的协调平衡，还要注意环境对机体的影响，这样才能使人的整体功能更好地发挥和运转。

四、人的基本需要

人的基本需要是指个体为了维持身心平衡及求得生存、成长与发展，在生理和心理上的最低限度的需求。从人的生物属性看，人需要空气、阳光、水、食物、睡眠等来维持生命；从人的社会属性（社会学角度）看，人需要交往、情感、学习、追求自我价值等来获得成长与发展。美国心理学家马斯洛（Maslow）将人的基本需要分为五个层次：生理需要、安全需要、爱与归属的需要、尊重的需要和自我实现的需要。当人的基本需要得到满足时，个体就处于一种相对平衡的健康状态，反之个体就会失衡，影响身心健康。因而，护理理论家奥兰多（Orlando）认为："需要是人的一种要求，它一旦得以满足，可即刻消除或减轻其不安与痛苦，维持良好的自我感觉。"这就要求护理人员应该能够评估个体基本需要满足与否，根据需要提供最佳服务，促进个体处于最佳身心状态。

五、人的自我概念和自我效能感

自我概念是指一个人对自己的看法，即对躯体自我及人格自我的感知。自我概念不是与生俱来的，而是随着个体与环境的不断互动，综合环境中他人对自己的看法与自身的自我觉察和自我认识形成的。自我效能感指的是对自己能够按指定水平来执行某个行动的信心，也就是个体对自己完成一项具体任务能力的评价。自我概念和自我效能感影响着个体认知和处理各种情况的态度和方法。良好的自我概念有利于机体建立足够的信心，有效地抵御身心疾病的侵袭；而自我效能感强的个体，完成任务的积极性和满意度也较高。因此，在护理过程中，要注重引导护理对象形成客观的自我概念，正确认识和发挥自己的能力，不断提升自我效能感，促进恢复健康或维持健康。

第二节　环　境

环境是人类生存和发展的基本条件。人类的一切生产、生活活动都离不开环境，并与环境相互作用、相互依存。良好的环境能促进人的健康，不良的环境则给人带来危害。护士应为患者创造良好的环境，帮助人们识别和避免环境中的不利因素，促进康复。现代护理观认为，环境包括内环境和外环境。

一、内环境

内环境是指人体内部的环境，包括生理环境和心理环境。

1. 生理环境　是指身体的内在环境。如人体内的呼吸系统、循环系统、泌尿系统、神经系统、内分泌系统等都属于内环境中的生理方面。各系统之间通过神经、体液、自身调节维持生理稳定状态并与外环境进行物质、能量、信息的交换以适应外环境的变化。人体生理功能的正常运行是维持机体健康状态的基本条件。

2. 心理环境　是指影响个体心理活动的所有因素，如心理过程、人格。保持护理对象心理的动态平衡是护理的任务及目标之一。

二、外环境

外环境由自然环境和社会环境组成。

1. 自然环境　即生态环境，是人类生存和发展所依赖的各种自然条件的总和，如空气、水、土壤、气候、动物、农作物、微生物等。自然环境影响着人类生存和发展，人类与自然环境和谐相处，是良好生态环境的保障，也是人类健康的物质基础。

2. 社会环境　也称人文环境或人际关系环境，是人们为了提高物质和文化生活的需要而创造的环境。社会环境影响个体和群体的心理行为，与人类精神需求密切相关，包括社会交往、经济条件、劳动条件、生活方式、人际关系、宗教文化、风俗习惯等。文化素养、人口密度、人际关系、医疗保障体系等都会影响人类健康。

三、人与环境相互影响

人类的一切活动都离不开环境，人时刻与环境进行着物质、能量和信息的交换。人类与环境是命运共同体，彼此依存，相互影响。充分认知内、外环境，保护生态环境，平衡心理环境是人类文明与健康的基石。

第三节　健　康 🅔微课

一、健康的概念

健康是一个复杂、多维和不断演变的概念，且因文化背景、个体价值观和社会风俗等因素的差异而有所不同。从人类发展的历史来看，健康的概念经过了以下 5 个阶段的演变过程。

1. 健康就是平衡　在古希腊，以毕达哥拉斯和恩培多克勒为代表的四元素学派认为，生命是由土、气、水、火四元素组成，这些元素平衡即为健康；"医学之父"希波克拉底认为，健康是自然和谐的状态，人之所以得病，是体液不平衡造成的；中国古代医学将人体分为阴阳两部分，认为阴阳协调平衡就是健康。

2. 健康是躯体没有疾病　这种观点普遍认为健康就是指人体各器官系统发育良好、体质健壮、功能正常、精力充沛，具有良好的劳动效能状态。在生物医学时代，这是一种普遍的健康观，认为躯体没有疾病和虚弱即是健康。未涉及心理、社会适应等健康层面及亚健康的现象。

3. 健康是具有正常的生理、心理功能活动　此定义在躯体健康的基础上增加了心理层面，认为生理和心理处于良好状态时即为健康，但没有把健康置于人类生活的广阔前景中，忽略了人对社会的适应性。

4. 健康是具有完整的生理、心理状况与良好的社会适应能力　1948 年 WHO 给健康下的定义是："健康不但是没有疾病和身体缺陷，还要有完整的生理、心理状况与良好的社会适应能力。"此定义对健康的认识有了质的飞跃，克服了把身心健康机械分割开的传统观念，同时把健康与人们充实而富有创造性的生活联系起来，强调了健康也包括对社会环境的适应。

5. 健康包括躯体健康、心理健康、社会健康和道德健康　1989 年 WHO 又提出了健康新概念，首次把道德健康纳入了健康的范畴，认为"健康不仅是没有疾病，还包括躯体健康、心理健康、社会适应良好和道德健康"。四维健康观的内涵包括以下 4 个方面。

（1）躯体健康　身体结构完整和功能良好的状态，躯体没有疾病和残疾。

（2）心理健康　个体能够正确认识自己，情绪稳定、自尊自爱和积极乐观等。

（3）社会健康　有效适应不同环境，胜任个人在社会生活中承担的各种角色。

（4）道德健康　按照社会道德行为规范约束自己，履行对社会及他人的义务。

从现代医学模式出发，现代健康观涵盖了微观及宏观的健康观，既考虑了人的自然属性，又兼顾了人的社会属性，克服了将身体、心理和社会诸方面机械分割的传统观念，强调了人与社会大环境的协调与和谐。

二、健康与疾病的关系

疾病是在一定病因作用下引发自稳调节紊乱而发生的一系列代谢、功能、结构异常的生命活动过程。目前普遍认为健康和疾病并非"非此即彼"的关系，二者应为连续统一体，并且可以相互转化或并存。

1. 健康与疾病是一个动态的过程　在健康—疾病连续相模式中，健康是指人在不断适应内外环境变化过程中所维持的生理、心理、情绪、精神、智力及社会等方面的动态平衡状态；疾病则是指人的某方面功能较之于以前的状况处于失常的状态。健康—疾病连续相即指健康与疾病为一连续的过程，处于一条线上，其活动范围可从濒临死亡至最佳健康状态（图 2－1）。

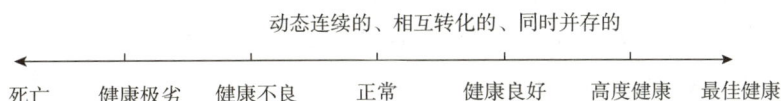

动态连续的、相互转化的、同时并存的

◀————————————————————————————————▶

死亡　　健康极劣　健康不良　　正常　　健康良好　　高度健康　最佳健康

图 2－1　健康—疾病连续相模式

2. 健康与疾病在一定条件下可以转化　健康的维系有赖于生理、心理和社会适应等方面的动态平衡；疾病是指人的某方面功能偏离正常状态所致。个体从健康到疾病，或者从疾病恢复到健康的过程，往往没有明显的界限，二者在一定条件下可以相互转化。例如，"过劳死"甚至没有基础疾病，即在极度透支健康状态，机体迅速从健康状态进入健康极度不佳状态，甚至死亡；但已经察觉"过劳"，立即调整工作、生活节奏，充分休息后，精力、体力均会得到恢复。值得关注的是，2018 年发布的《中国城镇居民心理健康白皮书》提到：当前中国城镇居民心理状况调查结果表明，73.6% 的人处于心理亚健康状态，存在不同程度心理问题的人有 16.1%，而心理健康的人为 10.3%。亚健康是指人体处于健康和疾病之间的一种状态。处于亚健康状态者，不能达到健康的标准，表现为一定时间内的活力降低、功能和适应能力减退的症状，但不符合现代医学有关疾病的临床或亚临床诊断标准。注重健康管理，亚健康即可转向健康，否则，则出现疾病，甚至死亡。

3. 健康与疾病可以并存　1989 年 WHO 提出的健康观包括生理、心理、社会和道德四个维度。四个维度均处于健康水平，即为最佳健康状态。在人群中动态处于最佳状态者仅占总人口 10% 左右。除了最佳健康状态人群，如何衡量其他个体是否处于健康状态？如截肢患者，他的身体残缺，生理方面处于疾病状态，但他的心理、社会和道德三方面却可以达到健康，患者通过积极治疗和康复护理，回归社会后扬长避短，尽自己所能充分发挥了心理、社会和道德三方面的功能和潜能，达到自己的最佳健康状态。从某种意义上说，他又是健康的。故健康与疾病可以在同一个体并存，而每个个体最终呈现出来的健康状态就是其生理、心理、社会和道德等方面健康水平的综合体现。

三、影响健康的因素

人类处于复杂多变的自然环境和社会环境中，其健康状态受多因素的影响和制约。WHO 一项研究指出"影响人类健康的因素，行为与生活方式占 60%，遗传占 15%，社会因素占 10%，医学因素占 8%，气候因素占 7%"。据此，将影响健康的因素归纳为生物因素、心理因素、环境因素、行为与生活方式和卫生保健服务体系。

（一）生物因素

影响人类健康的生物因素主要指生物性致病因素。

1. 微生物方面 病原微生物可引起传染病、寄生虫病和感染性疾病，威胁人们的生命健康。第一次卫生革命即是针对严重危害人类健康的传染性疾病和寄生虫病展开。其目标为：以传染病、寄生虫病、地方病以及营养不良为主要防治对象。结果：疫苗、抗生素、杀虫剂、消毒剂相继发明；改善了生活环境。因此，现代医学已经掌握了一些控制生物性致病因素的手段，如预防接种、消毒灭菌、使用抗生素等，但生物性致病因素的危害依然存在，《"十四五"国民健康规划》第四点"全方位干预健康问题和影响因素"中第二点明确指出"加强传染病、寄生虫病和地方病防控。坚持多病共防，进一步加强流感、登革热等重点传染病监测和分析研判，统筹做好人感染禽流感、埃博拉出血热等新发突发传染病防控，有效防控霍乱、手足口病、麻疹等重点传染病疫情。强化鼠疫自然疫源地、重点地区和疫源不明地区动物间鼠疫的监测、疫源性调查、风险评估和及时处置，加强区域鼠疫联防联控。继续将艾滋病疫情控制在低流行水平，突出重点地区、重点人群和重点环节，有效落实宣传教育、综合干预、检测咨询、治疗随访、综合治理等防治措施。全面实施病毒性肝炎防治措施，开展消除丙肝公共卫生危害行动。全面落实结核病防治策略，加强肺结核患者发现和规范化诊疗，实施耐药高危人群筛查，强化基层医疗卫生机构结核病患者健康管理，加大肺结核患者保障力度。实施以传染源控制为主的狂犬病、布病等人畜共患病综合治理，加大动物源头防控力度。"

2. 遗传方面 指由生物遗传因素导致的人体发育畸形、代谢障碍、内分泌失调和免疫功能异常等。如地中海贫血、21 - 三体综合征、红绿色盲、儿童自闭症等，另外，如糖尿病、高血压、肿瘤等疾病则有一定家族倾向性。遗传性疾病对人类健康的影响不可忽视，且许多疾病目前还没有有效的根治方法，给家庭、伦理、道德、法制和医疗康复带来很大的难题。现行基因诊疗技术，健康干预是目前主要的防治措施。

3. 生物学特征方面 年龄、种族和性别等人群特征也是影响健康的因素。如绝经后女性冠心病发病率与男性一致；手足口病主要发生在 10 岁以下的儿童；皮肤癌白人多于其他人种，男性较女性更容易患自闭症和精神分裂症等。

（二）心理因素

心理因素主要通过对情绪、情感发生作用影响健康。

积极的情绪有助于保持心态的平衡，提高机体的免疫力，增进健康，延缓衰老；长期消极的情绪可以引起机体内分泌失衡、免疫力低下，甚至会诱发恶性肿瘤。健康促进、心理咨询、心理治疗、心理康复、心理危机干预是减少心理应激源的有效、配套治疗方案。

（三）环境因素

人生活在自然环境及社会环境中，有着复杂的生命活动，其健康必然会受自然、社会、人文环境的影响。

1. 自然环境 良好的自然环境是人类生存和发展的物质基础，不良的自然环境则是疾病的温床。新鲜的空气有利于健康；有足够的科学研究结果证明，雾霾中的空气颗粒物可以提高死亡率，使慢性病加剧、呼吸系统及心脏系统疾病恶化，改变肺功能及结构、影响生殖能力、改变人体的免疫结构等。

2. 社会环境　人生活在社会群体中，不同的社会制度、经济状况、风俗习惯、文化背景及劳动条件等社会环境因素，均可导致人们产生不同的社会心理反应，从而影响身心健康。常见的社会环境因素主要包括三方面。

（1）政治制度　是否将公民的健康放在重要位置，并积极采取措施以促进公众健康，政治制度能产生很大的影响。如智慧生态城市的推行，按照生态学原理进行城市规划设计，建立起来的高效、和谐、健康、可持续发展的人类宜居环境，都直接与人们的健康密切相关。

（2）社会经济因素　社会经济状况与个人经济条件的好坏也会直接影响人们的健康水平。国家经济繁荣，会加大卫生资金的投入力度。如国家卫健委印发的《关于做好2023年基本公共卫生服务工作的通知》中即明确规定，2023年，基本公共卫生服务费人均财政补助标准为89元，新增经费重点支持地方强化对老年人、儿童的基本公共卫生服务；社会不断涌现出"光明行动"等公益事业；个人对健康的追求意识在不断提升。同时值得重视的是，随着经济的增长、国民收入的增加及人口老龄化现象的呈现，疾病谱也发生了改变。据《中国居民营养与慢性病状况报告（2020）》显示，2019年我国因慢性病导致的死亡占总死亡88.5%，其中心脑血管疾病、癌症、慢性呼吸系统疾病死亡比例为80.7%；《中国心血管健康与疾病报告2022》显示，我国心脑血管病（CVD）患病率处于持续上升阶段。推算CVD现患人数3.3亿，其中脑卒中1300万，冠心病1139万，心力衰竭890万，肺原性心脏病500万，心房颤动487万，风湿性心脏病250万，先天性心脏病（先心病）200万，外周动脉疾病4530万，高血压2.45亿。城乡居民疾病死亡构成比中，CVD占首位。2020年CVD分别占农村、城市死因的48.00%和45.86%。防控工作仍面临巨大的挑战。而提高居民对疾病的知晓率，是控制慢性病的重要手段。

（3）文化教育因素　文化教育会影响人们的健康素养、对健康和疾病的认知、就医行为的即时性和健康教育的接受程度等。人的文化素质、宗教信仰、受教育程度、社会教育制度、风俗习惯、传播媒介都能影响人的健康。

（四）行为与生活方式

行为与生活方式是指人们受一定文化因素、社会经济、社会规范及家庭的影响，为满足生存和发展的需要而形成的生活意识和生活习惯的统称。不良的生活方式直接或间接与慢性非传染性疾病有关，如心脑血管疾病、癌症、慢性呼吸系统疾病、糖尿病无一例外与不良生活方式直接相关，这些疾病是造成我国居民死亡的主要原因。因此，遵循"合理膳食、适量运动、戒烟限酒、心理平衡"的健康生活，共建共享、全民健康，需要国家、社会、个体的参与。如《国民营养计划（2017—2030年）》［国办发（2017）60号］明确指出：普及营养健康知识。以全民营养周、全国食品安全宣传周、"5·20"全国学生营养日、"5·15"全国碘缺乏病防治日等为契机，大力开展科普宣教活动，带动宣教活动常态化。

（五）卫生保健服务体系

卫生保健服务体系是指提供医疗、预防、保健、康复和健康教育等服务的组织和机构在提供卫生服务过程中形成的一个相互关联的系统。卫生保健服务体系是否完善与人的健康密切相关。因此，国家自2009年开始实施国家基本公共卫生服务项目并将高血压、糖尿病、冠心病、慢性肾功能衰竭等慢性病纳入门诊特殊慢性病病种管理，使疾病的管理率、规范管理率以及控制率都有所提升。在《"十四五"国民健康规划》总体要求第二点基本原则中，强调了"提高质量，促进均衡。把提高卫生健康服务供给质量作为重点，加快优质医疗卫生资源扩容和区域均衡布局，不断提升基本医疗卫生服务公平性和可及性，缩小城乡、区域、人群之间资源配置、服务能力和健康水平差异。"同时强调了"改革创新，系统整合。统筹预防、诊疗、康复，优化生命全周期、健康全过程服务。"推行"健康小屋""基层健康教育讲堂试点""开展家庭医生签约服务""建立城乡居民健康档案""互联网＋慢性病（糖尿病、高血压）管理""上下联动转诊制度""探索建立医养结合体"等，使我国卫生保健服务体系越来越完善。

> **知识链接**
>
> **感动中国 2021 年度人物——吴天一**
>
> 　　吴天一院士是高原医学事业的开拓者，投身高原医学研究 50 余年，提出高原病防治的国际标准，开创"藏族适应生理学"研究，诊疗救治藏族群众上万人，被称为"生命的保护神"。青藏铁路建设期间，主持制定一系列高原病防治措施和急救方案，创造了铁路建设工人无一例因高原病致死的奇迹。80 多岁仍带着心脏起搏器在高原开展科研工作，守护着高原人民的健康。2021 年，他荣获党内最高荣誉"七一勋章"，2022 年 3 月被评为"感动中国 2021 年度人物"。

第四节　护　理

　　自从有了人类，就有了护理，护理的基本内涵随着社会需求及医学模式的转变而不断发展和完善。

一、护理与整体护理的概念

（一）护理的概念

　　南丁格尔认为"护理是科学，也是艺术。护理应从最小限度地消耗患者的生命力出发，使周围的环境保持舒适、安静、美观、整洁、空气新鲜、阳光充足、温度适宜，此外还要合理地调配饮食。"她提出"护理的独特功能在于协助患者置身于自然而良好的环境下，恢复身心健康。"

　　克瑞特认为："护理是对患者加以保护，并指导患者满足自身的需要，使患者处于舒适的状态。"

　　韩德森提出："护理的独特功能是协助个体（患者或健康人）执行各项有利于健康或恢复健康（或安详死亡）的活动。"

　　我国著名护理专家王琇瑛认为："护理是保护人民健康，预防疾病，护理患者恢复健康的一门科学。"

　　美国护士协会（ANA）1980 年提出"护理是诊断和处理人类对现存的和潜在的健康问题的反应。"这个定义的内涵如下：①明确提出护理学是研究人类对"健康问题"的"反应"，限定了护理学是为人的健康服务的一门科学；②明确指出护理重视的是人类对健康问题的"反应"，而不是健康和疾病本身，这就明确了医疗专业和护理专业之间的区别；③人类对健康问题的反应是多方面的，包括生理、心理、情感、社会等方面的反应，它是发生在整体人的身上，因此确定了护理的对象不是单纯的疾病，而是整体的人；④护理的任务是"诊断"和"处理"人对健康问题的反应，因此，护士必须掌握护理程序这一工作方法。这个定义突出了护理的独立性和专业性，护理贯穿于人的整个生命过程。护士运用护理程序的科学方法来实现"促进健康、预防疾病、恢复健康、减轻痛苦"这四项基本职责，帮助生活在各种环境中的人与环境保持平衡，满足人的基本需求。

（二）护理的本质

　　在"照顾"是护理永恒的主题，"帮助"是护士从业之本，"人道"是护理从业之源的框架下，随着护理学的发展与进步，可将护理的本质归结为专业、科学、整体、帮促和关怀。

　　1. 专业　护理拥有专业自主性，属于一门独立的专业，表现在：①具有独立的护理理论体系；②具有独立的护理实践体系；③具备完善的教育体系；④具备研究和促进体系；⑤具备护理管理体系。

　　2. 科学护理　是以科学与科学技术为指导的一种活动，其有自身完整的理论体系，同时具备自身特殊的科学技术，兼备相应科学管理评价体系。护理人员从事护理活动，应用理论指导实践，评价护理效果，并在护理活动过程中不断发现问题、分析问题及解决问题。

3. 整体　即将人视为一个整体，将护理视为一个整体。

4. 帮促　护理的任务是帮促人们增进健康，解决与健康有关的问题。护士通过评估个体的自我照护能力及具体健康需求，帮助个体达成自我满足不了的需要；促进个体自我健康管理能力，最终实现恢复健康、维持健康、促进健康的目标。

5. 关怀　是一种情感互动，是人性的体现。南丁格尔曾经说过："护理不只是一种技术，而是对患者生命的一种呵护。"全球护理人文关怀大会也曾提出："人文关怀是护理的灵魂，是患者的需要，是护士的职责"。随着社会的发展，护理的关怀从患者提升到了关怀人类的健康。

（三）整体护理

1. 整体护理的概念　整体护理是以人为中心，以现代护理观为指导，以护理程序为基础框架，根据患者身心、社会、文化的需要，提供适合患者需要的最佳护理。它是一种护理行为的指导思想或称护理观念，在这种思想指导下，护理人员把护理程序系统化地运用到临床护理和护理管理中，将护理对象视为一个功能整体，为其提供包括生理、心理、社会、精神、文化等方面全面、全程的帮助和照护，提供最优化的个性护理。

2. 整体护理的内涵

（1）人是一个整体　根据健康内涵，满足个体生理、心理、社会、精神、文化等多方面需求。

（2）护理是一个整体　整体护理要求为护理对象提供全方位的护理，包括：①对人的生命全过程提供照护，即护理贯穿于人的出生、成长、发展的各个阶段；②对疾病到健康的全过程提供照护，护士有责任使健康的人达到个人最佳健康水平，帮促患者恢复健康，以及使临终者善终，生存者善存；③对整个人群提供照护。为达到全民健康的目标，要求护理人员不仅对护理对象个体给予帮助照顾，更重要的是结合现代健康理念将对个体的护理延伸到家庭、社区、社会，从而提高全人类的健康水平。

（3）护理专业是一个整体　把护理实践、护理管理、护理教育、护理科研视为一个整体，不断提高人类健康水平，协调进步，共同发展。

3. 整体护理的特点　主要有：①以现代护理观为指导，围绕"以人的健康为中心"认识护理内涵，实施护理内容，体现护理专业的社会价值；②以护理程序核心，促使护理人员积极、主动、科学、有效、前瞻性地提供护理照护，确保护理质量；③赋予医护、护患新型的关系，医护为合作伙伴关系；护患为帮促关系；④对护理科研、护理管理提出了新的要求。

二、护理与健康的关系

现代护理观认为，护理的根本目标是减轻痛苦、维持健康、恢复健康、促进健康。根据根本目标结合整体护理思想，护理与健康的关系归结为护理是过程，健康是结果。即护理通过促进、干预、治疗、教育等活动提升人群对健康"知、信、行"的高度。理解合理膳食，适量运动，戒烟限酒，平衡心态，良好睡眠的健康生活方式；理解科学就医、用药的重要性，理解科学生死观的价值等，从而提高人类生活质量乃至生命质量。

人、环境、健康和护理，被公认为是影响和决定护理实践的四个最基本概念。在四个基本概念中，人是核心，其存在于环境中并与环境相互影响，当人的内外环境处于平衡，多层次需要得到满足时，人即呈现健康状态，而护理实践是围绕人的健康开展的活动，护理的任务就是作用于护理对象和环境，为护理对象创造良好的环境，并帮促其适应环境，从而达到最佳的健康状态。

目标检测

答案解析

一、选择题

【A1/A2 型题】

1. 目前普遍认为，健康与疾病的关系是（　　）
   A. 各自独立　　　　　B. 相互对立　　　　　C. 非此即彼
   D. 连续统一体　　　　E. 不能在同一个体上并存

2. 社区护士小黄定期到居民家进行慢病防控宣传教育，指导慢病患者进行饮食调控和用药监测。这主要体现了影响健康的（　　）
   A. 生物因素　　　　　B. 心理因素　　　　　C. 环境因素
   D. 行为与生活方式　　E. 卫生保健服务体系

【A3/A4 型题】

（3~4 题共用题干）

患者，男，35 岁，与朋友聚餐大量饮酒后出现呕血，以"上消化道出血"急诊入院。自述上腹部疼痛、恶心，呕吐暗红色胃内容物 2 次，约 800ml，伴口干、心悸、乏力、出冷汗，查体：体温 36.8℃，脉搏 102 次/分，血压 90/64mmHg。患者极度恐慌，护士给予安抚。

3. 患者消化道出血后伴口干、心悸、乏力、出冷汗，极度恐慌，说明人（　　）
   A. 是一个整体　　　　B. 是一个开放系统　　C. 具有生理需要
   D. 具有自理能力　　　E. 具有追求健康的能力

4. 通过积极抢救，患者病情平衡，说明（　　）
   A. 健康与疾病是一个动态的过程
   B. 健康与疾病之间没有明显的界限
   C. 健康与疾病可在个体身上同时并存
   D. 连续相上的任何一点都是个体身、心、社会等诸方面功能的综合表现
   E. 当个体感觉不适时一定是身体发生某一疾病的先兆

二、简答题

简述健康与疾病的关系。

（王　蓉）

书网融合……

本章小结　　　　　微课　　　　　题库

第三章　护理理论

> 　　1. 通过本章学习重点把握奥瑞姆自理模式中护理系统结构的照护对象及护理；罗伊适应模式的刺激、应对机制、效应器；纽曼保健系统模式的三级预防；佩普劳人际关系模式中护患关系的四个阶段。
>
> 　　2. 学会运用所学理论，评估照护对象的自理能力、适应水平、健康认知程度及个体成熟情况，针对性制定并实施护理措施及健康教育；具有促进每个个体成长为自我健康的责任人及每个慢病患者成长为自我慢病的管理者的能力。

　　理论是系统而全面地对特定领域内某种现象的看法，其具有描述、解释、预计和控制这些现象的作用。自 20 世纪 50 年代以来，护理理论家们在借鉴其他学科的一些理论的基础上，通过不断探究、尝试，相继形成了护理学的理论或模式。这些理论或模式对护理专业体系的构建和发展做出了积极贡献。护理理论是在护理实践中产生并经过护理实践验证的理性认识体系，是对护理现象和活动的本质与规律的总结。学习护理理论能提高护理人员对护理专业的相关概念、知识体系的认知水平，拓展护理人员的思维空间，培养护理人员发现问题及解决问题的能力，促进护理人员形成专业科研思想。并能用护理理论准确、全面地解释护理现象及其之间的关系，指导护理实践，预测护理活动的结果。

　　常用的护理理论有奥瑞姆自理模式、罗伊适应模式、纽曼保健系统模式及佩普劳人际关系模式等。

▶▶ 情境导入

　　情境描述　感动中国十大人物之一的残疾人夫妻：张顺东、李国秀，夫妻二人加起来只有一只手、两条腿，但他们身残志坚，付出平常人千百倍的努力，养育一对儿女成长，还脱贫致富，诠释了"幸福都是奋斗出来的"的名言！

　　讨论　1. 自理与健康的关系如何？为什么说自我护理是促进个体向前发展的内驱力？
　　　　　　2. 你如何践行适应是生命卓越的特征？

第一节　奥瑞姆自理模式

　　奥瑞姆自理模式由美国护理学家奥瑞姆于 1971 首次提出，1991 年与同事共同完善形成。自理模式包括三个结构：即自理结构、自理缺陷结构及护理系统结构。学习此模式有利于护士确认"什么是自理""自理需求认识"以及"在什么情况下需要提供护理及如何通过护理重建自理能力"。

一、奥瑞姆自理模式的基本内容

　　自理是个体为维持自身的结构完整和功能正常，维持生长发育的需要，所采取的一系列受意识支配的连续的活动，主要是通过后天学习、培养而习得的能力。

　　奥瑞姆自理模式的三个结构见图 3 - 1。

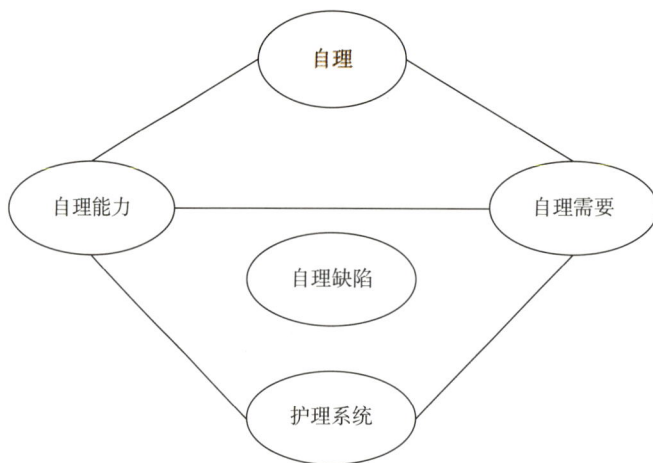

图 3 - 1　奥瑞姆自理模式

（一）自理结构

在自理结构中，奥瑞姆阐述了人是具有自理能力的自理体，每个个体都有自理的需要，这些需要因个人的健康状况及生长发育阶段的不同而不同。自理能力是指人进行自理活动或自我照顾的能力。在特定时期内，个体为满足自理的需要而采取的所有活动，被统称为人的自理总需要。包括一般性的、成长发展性的和健康欠佳时的自理需要。

1. 一般性自理需要　又称日常生活需要，是人类生存和繁衍的共同需要，是个体为保证生命过程、维持人体结构和功能完整而进行的一系列活动。包括六个方面：①摄入足够的空气、食物、水；②维持良好的排泄；③维持休息与活动的平衡；④满足社会交往的需要；⑤避免有害因素对身体的刺激；⑥促进人的整体功能与发展的需要。

2. 发展性自理需要　是在生命发展过程中各阶段特定的自理需要或某种特殊情况下出现的新需求。如新生儿期、青春期、妊娠期、更年期的自理需要；丧失亲人后的心理调适；乔迁后对环境的适应等。

3. 健康欠佳时的自理需要　指个体患病、受伤或在诊断治疗过程中产生的需要。包括寻求恰当的健康服务，了解自己的病情及预后，合理支配诊疗及护理方案，学习相应的技能，接受自己伤残的现实并重新树立自我形象、自我概念等需要。

（二）自理缺陷结构

自理缺陷结构是奥瑞姆自理模式的核心，奥瑞姆认为，在某一特定时间内，个体有特定的自理能力及自理需要，当个体的自理需要超过了自理能力时就出现了自理缺陷。即当个体不能或不完全能连续有效地进行自理时，就需要护理照顾和帮助。

（三）护理系统结构

护理系统结构是奥瑞姆为了说明如何调整和激发个体进行自我护理的能力，满足个体的治疗性自理需要而提出的。治疗性自理需要是个人通过正确而有效的信息途径满足自己的发展及功能的需要。

奥瑞姆根据护理对象的自理需要和自理能力不同，提出了三种护理系统，即全补偿系统、部分补偿系统和支持 - 教育系统。各护理系统的适用范围及护士和护理对象在各系统中所承担的职责见图 3 - 2。

1. 全补偿系统　护理对象没有能力进行自理，包括：①神志、生理方面完全不能满足自理的个体，如全麻后未苏醒的患者、昏迷患者；②神志清楚，知道自己的需要，但由于治疗需要或者患者生理上无法满足自理的患者，如医嘱绝对卧床休息的患者或者是肌萎缩侧索硬化、重症肌无力、极度衰竭的患者；③精神障碍，无法正确判断和决定自己的自理需要的患者，如智力障碍、精神残疾的患者。该类患者护士需要实施生活照护、治疗处置、密切观察病情变化等护理活动，并结合患者神志、意识情况针对性进行心理护理、健康指导等照护。

2. 部分补偿系统 适用于能完成部分自理活动，但某些方面缺乏自理能力或治疗需要不能自理的患者。根据程度不同，部分补偿系统分为以护理对象完成自理需要为主及以护士辅助完成自理需要为主两种情况，其适用于术后需要协助如厕、帮助更换敷料、治疗时需要限制活动等护理对象。

3. 支持－教育系统 护理对象通过护士从心理上的支持、技术上的指导、教育及提供促进发展的环境，学习自理的方法，以满足自理的需要。如糖尿病患者学习胰岛素的自我注射法等。

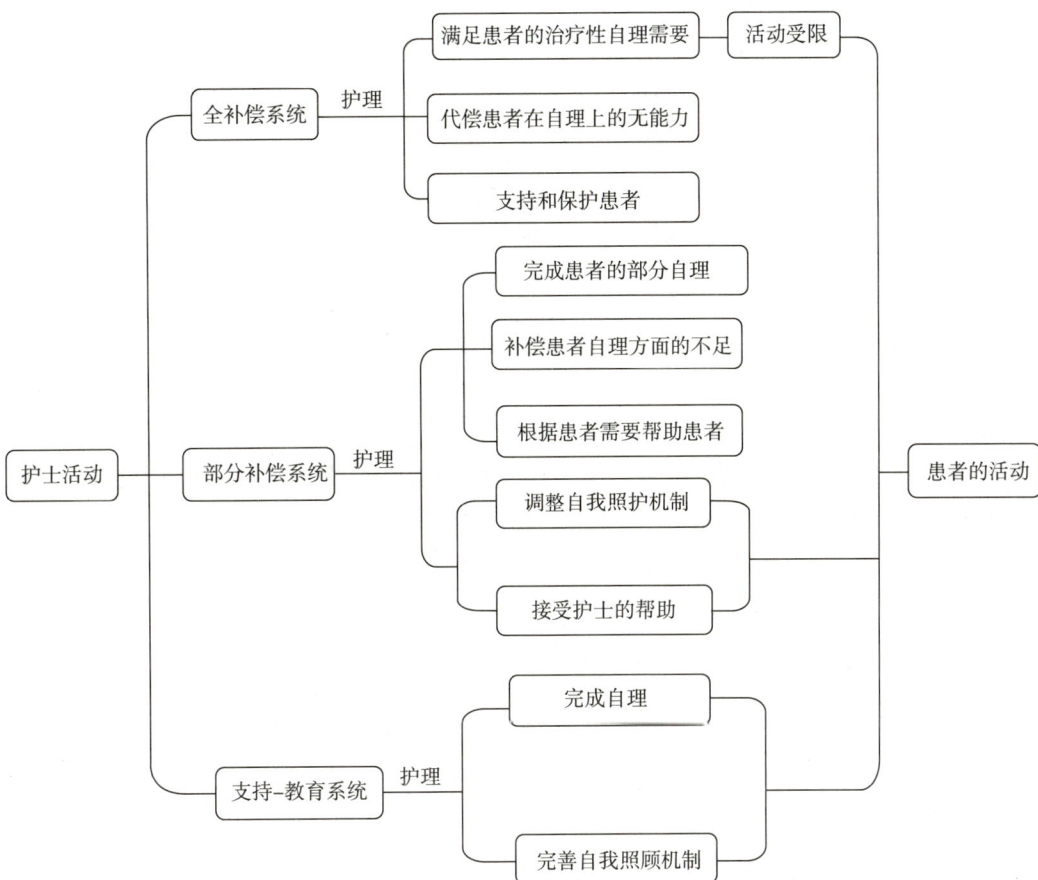

图 3－2 奥瑞姆护理系统结构示意图

二、奥瑞姆对护理四个基本概念的论述

1. 人 奥瑞姆认为人是由身体、心理、社会等方面构成的整体，有审视自己及环境，表达自己的体验，进行思维和与人交流的能力；人同时具有通过后天学习习得自理的能力。

2. 健康 奥瑞姆认同世界卫生组织对健康的界定，认为良好的生理、心理、人际关系和社会适应是人体健康不可缺少的组成部分；健康与疾病处于一种动态过程；健康是一种最大限度的自理。

3. 环境 奥瑞姆认为，"环境是存在于人周围并影响人的自理能力的所有因素"。个体与个体之间是一种共处的关系，个体应对自己以及依赖者的健康负责，接受他人的帮助及帮助他人。

4. 护理 是克服和预防自理缺陷发生、发展的活动，是帮助人获得自理能力的过程。护理活动应根据护理对象的自理需要和自理能力缺陷程度而定，随着个体自理能力的增强，对护理的需要逐渐减少甚至消失。

三、奥瑞姆自理模式与护理实践之间的关系

奥瑞姆自理模式被广泛应用于护理实践中，他将自理理论与护理程序有机地结合，认为护理程序分为三个步骤。

1. 护理诊断及护理措施的评估　通过收集资料，发现护理对象存在的自理缺陷及导致自理缺陷的原因，评估护理对象的自理能力和自理需要，从而确定采取的护理措施，以满足护理对象的自理需要。在此阶段，奥瑞姆强调评估护理对象及家属的自理能力，以便调动他们的主观能动性，促使他们积极参与护理活动，让护理对象尽早能够自理。

2. 设计及计划护理方案　根据护理对象的自理需要和自理能力，从全补偿系统、部分补偿系统及支持－教育系统中筛选出最适合护理对象的系统，结合护理对象治疗性自理需要的内容设计、制定最佳的护理方案。

3. 调整及评价　此阶段要求护士根据预定方案对护理对象实施护理，评价护理结果，并根据结果及护理对象的实际情况调整护理方案，以协调、帮助护理对象恢复和提高自理能力。

第二节　罗伊适应模式

罗伊适应模式形成于 1964—1966 年，并在以后许多年不断得以完善和发展。罗伊适应模式主要借鉴了系统理论和压力理论，结合护理理论与实践形成。学习此模式有利于护士评估患者的刺激源及机体适应反应情况，及时提供护理，帮助患者有效控制或适应刺激。

一、罗伊适应模式的基本内容

罗伊认为，人作为一个系统，始终处于内部和外部的各种刺激中，需要不断从生理、认知方面进行调节，以适应内外环境的变化。由于每个人应对环境刺激的适应水平与人的适应能力有关，适应水平会因人而异；即使同一个人在不同时期其适应水平也是变化的。并且，人的适应水平有一个区域，当作用于机体的各种内外环境刺激的强度在个体的适应能力范围内时，个体能够做出正常的适应性反应。反之，当刺激过强，超过个体的适应水平，个体表现为无效反应。适应模式即是围绕人的适应行为，即人对内外环境刺激因素的适应情况进行描述的。罗伊适应模式的基本结构及内容见图 3－3。

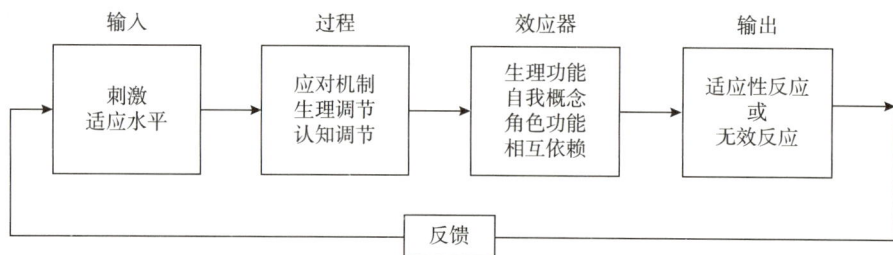

图 3－3　罗伊适应模式

在此模式中，刺激和人的适应水平构成适应系统的输入；用应对机制说明人作为一个适应系统的控制过程；应对机制的适应活动则通过效应器来体现；机体的行为是适应系统的输出，分为适应性反应和无效反应，前者可促进人的完整性，并使人得以生存、成长、繁衍、主宰及自我实现，后者无此作用。

（一）刺激

罗伊认为刺激是能够引起护理对象某种反应的内部或外部的任何事物，包括主要刺激、相关刺激和

固有刺激 3 类。

1. 主要刺激 指需要机体立即做出适应反应的刺激。

2. 相关刺激 指在当时对机体有影响或起到诱发性作用的刺激。这些刺激是可测量、观察到或能由护理对象诉说，如遗传因素、年龄、性别、药物、自我概念、角色等。

3. 固有刺激 指个体存在的一些不易被观察、测量的可能与当时情况有一定联系的刺激。如一个人的经验、态度、个性、嗜好、生活环境等。

（二）适应水平

适应水平因人而异，适应能力与个人当时所受到的内外刺激有关。人的适应水平在一定范围内波动，如果刺激未超过机体的适应限度，机体可能适应；否则，不能适应。

（三）应对机制

应对机制指机体对内、外环境的刺激做出的应对过程，由生理调节和认知调节构成。

1. 生理调节 适应机制的亚系统，主要通过神经－内分泌系统调节。如气温下降出汗减少时，机体通过减少抗利尿激素的分泌，增多尿量来调节机体内部的水平衡。

2. 认知调节 适应机制的亚系统，主要通过认知－情感渠道进行调节。如生病了患者到医院就医，同时保持乐观态度、得到家人关爱，在药物、生理、心理、情感的共同作用下，促进机体康复。

（四）效应器

效应器指经过生理调节和认知调节后个体的适应活动。机体在运用应对机制后可以维持以下四个方面的适应。

1. 生理功能 应对刺激机体从生理层面做出的反应，其目的是保持生理功能的完整。生理功能方面的需要包括氧气，营养，排泄，活动与休息，保护，水、电解质平衡，正常的神经及内分泌功能。

2. 自我概念 指一个人对自身存在的体验。体现在一个人通过经验、反省和他人的反馈，逐步加深对自身的了解。自我概念是一个有机的认知机构，由态度、情感、信仰和价值观等组成，贯穿整个经验和行动，并组织了个体表现出的各种特定习惯、能力、思想、观点等。自我概念由反映评价、社会比较和自我感觉三部分构成。如一个人孩提时代在宽松、自主的环境长大，工作能力较强，并时常得到领导肯定和同事认可，与周围人相处和谐，其自我概念极易处于积极状态。反之，其自我概念极易处于消极状态。

3. 角色功能 角色亦称社会角色，它指个人在特定的社会环境中相应的社会身份和社会地位，并按照一定的社会期望，运用一定权力来履行相应社会职责的行为。角色功能起到保持人的社会功能完整的作用。

4. 相互依赖 是人际交往方面的能力，同样具有保持人的社会功能完整的作用。相互依赖是指个体与其重要关系人和各种支持系统间的相互依存关系，包括爱、尊重、彼此看重与在乎双方的付出和拥有，故分为奉献性行为及接受性行为两方面。

二、罗伊对护理四个基本概念的论述

罗伊对护理的四个基本概念分别进行了描述，尤其对人这个概念做了深入、系统的研究和阐述。

1. 人 罗伊认为，人作为护理对象，可以是个体、家庭、群体、社区或社会。人是具有生物、心理、社会属性的有机整体，是能与周围环境进行物质、信息、能量交换的开放系统，并能通过应对机制，适应内外环境的变化，以保持人的完整性。因而，人又是一个适应系统。

2. 健康 罗伊认为，健康是人的功能处于对刺激的持续适应状态，是人的完整性的保证。适应是生命最卓越的特征，是健康的一种表象。人的完整性表现为有能力达到生存、成长、繁衍、主宰和自我实现。

3. 环境 罗伊认为，环境是"围绕并影响个人或群体发展与行为的所有情况、事件及因素"。

4. 护理 是帮助人控制或适应刺激，以达到良好的适应状态的科学。通过护理活动，控制各种刺激，使刺激处于人能够适应的范围内，和（或）提高人对刺激的耐受性，从而促进人的适应性反应，最大限度地维护护理对象的健康。

三、罗伊适应模式与护理实践之间的关系

罗伊根据适应模式，将护理的工作方法分为 6 个步骤，即一级评估、二级评估、护理诊断、制定目标、护理干预和评价。

1. 一级评估 是指收集与生理功能、自我概念、角色功能和相互依赖四个方面有关的行为，又称行为评估。通过一级评估，护士可以确定护理服务对象的行为反应是否属于有效反应。

2. 二级评估 是对影响护理服务对象行为的三种刺激因素的评估，又称因素评估。通过二级评估可以帮助护士明确导致患者出现无效反应的原因。

3. 护理诊断 是对护理服务对象适应状态的陈述或诊断。护士通过一级和二级评估，可以分析出服务对象出现的无效反应及原因，从而推断出护理问题或护理诊断。

4. 制定目标 目标是对服务对象经护理干预后应达到的行为结果的陈述。在制定目标时，护士应注意调动服务对象的主观能动性，尽可能与服务对象及其家属共同配合，尊重服务对象的选择，共同制定出可观察、可测量和能达成的目标。

5. 护理干预 干预是护理措施的制定和落实。罗伊认为，护理干预可通过消除或增强刺激、减弱或改变刺激的方式，使刺激处于个体能适应的范围；或通过干预使个体应对能力提高、适应范围增大，同样起到了使刺激处于适应范围内，促进机体适应的作用。

6. 评价 是将输出性行为与目标相比较，确定护理目标是否达成，然后根据评价结果对计划进行修订和调整。

第三节　纽曼保健系统模式

纽曼是美国杰出的护理理论家及精神卫生护理领域的开拓者。保健系统模式于 1970 年提出，完善阐述于 1989 年发表的《纽曼保健系统模式在护理教育与实践中的应用》，该模式被广泛应用于指导社区护理及临床护理实践。

一、纽曼保健系统模式的基本内容 e微课

纽曼保健系统模式是以开放系统为基础的一个综合的、动态的护理概念性框架，是围绕压力与系统而组织的。模式重点阐述了与环境相互作用的人、压力源、人面对压力做出的反应以及对压力源的预防等 4 部分内容，见图 3 - 4。

（一）人

人是与环境持续互动的开放系统，称服务对象系统。此系统的结构可以用围绕着一个核心的一系列同心圆来表示。

1. 基本结构 如图 3 - 4 所示，基本结构为核心部分，是机体生存的基本因素和能量源。由生物体共有的生存基本因素组成，包括解剖结构、生理功能、遗传基因、反应类型、自我结构、认知能力、体

内各亚系统的优势与劣势等。基本结构和能量源受人体的生理、心理、社会文化、精神与发展等5方面功能状态及其相互作用的影响和制约。当能量源大于需求时，机体保持稳定与平衡。如经常处于精神高度紧张状态的个体，高血压病的发病率增高。

2. 弹性防御线　为基本结构最外层的虚线圈，位于机体正常防御线之外，是机体的缓冲器和滤过器，对机体具有防止压力源入侵，缓冲、保护正常防线的功能。一般来说，弹性防御线离正常防御线越远，弹性防御线越宽，其缓冲、保护作用越强。弹性防御线受个体生长发育、身心状况、认知技能、社会文化、精神信仰等影响。失眠、营养不足、生活不规律、身心压力大等可削弱其防御效能。如吸烟个体患冠心病的概率增高。

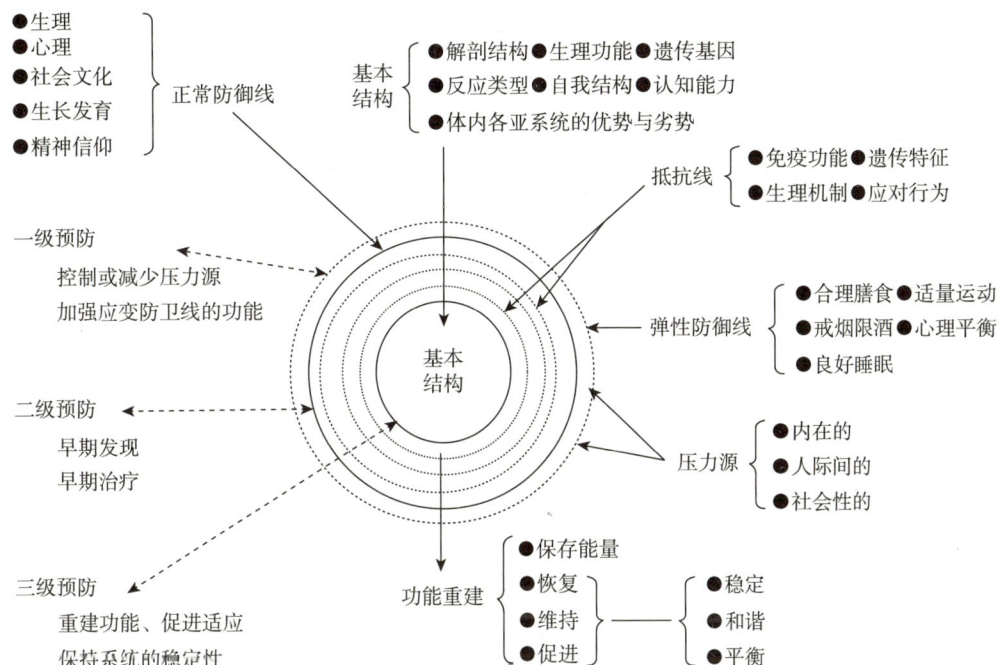

图3-4　纽曼保健系统模式示意图

3. 正常防御线　为弹性防御线内层的实线圈，位于弹性防御线与抵抗线之间。是机体防御系统的主体，通过生理、心理、社会文化、生长发育、精神信仰的变化来预防压力源的袭击。机体的正常防御线是个体在生长发育及与环境互动过程中对环境中压力源不断调整、应对和适应的结果，是人在生命历程中建立起来的健康状态或稳定状态。与弹性防御线相比，正常防御线虽然可以伸缩，但变化速度较慢。当健康水平增高时，正常防御线扩展；反之，健康状态恶化，则正常防御线变窄，若压力源侵犯到正常防御线，个体则表现出稳定性下降或发生疾病。如感染了结核分枝杆菌，在传播途径、感染细菌数量及毒力不变条件下，机体处于健康状态时不会患病，但机体合并糖尿病时，则可能患病。

4. 抵抗线　为紧贴基本结构外层的一系列虚线圈。由支持基本结构和正常防御线的一系列已知和未知因素组成，包括免疫功能、遗传特征、生理机制、应对行为等，主要功能是保护基本结构。当压力源入侵到正常防御线时，抵抗线被无意识地激活，若其功能有效发挥，即可促使个体回复到正常防御线的健康水平；若其功能失效，可导致个体能量耗竭，甚至死亡。如免疫功能不仅受到身体状态、药物的影响，还受到心理因素的影响，当个体患病相同，但心理感受不同，对待疾病态度不同时，乐观者的抵抗线极可能发挥有效作用，促进个体康复；悲观者的抵抗线功能失效，病程延长，甚至丧失生命。前者是恶性肿瘤患者出现奇迹的前提，后者是导致恶性肿瘤患者大大缩短生命周期的原因之一。

　　以上三种防御机制，既有先天赋予的，也有后天习得的，抵抗效能取决于个体心理、生理、社会文化、精神、发展五个变量的相互作用。三条防御线中，弹性防御线保护正常防御线，抵抗线保护基本结构。当个体承受压力源时，弹性防御线首先被激活，若抵抗有效，个体又可以回复到健康状态。如工作压力大时，分清主次矛盾，重新调整工作方式，注意休息，适当锻炼，合理膳食，必要时请求领导、同事给予支持，机体即可能恢复到最佳状态；如果不注意调整，甚至出现工作倦怠，工作效率极度下降，焦虑、烦躁、失眠、易激惹等精神症状出现，免疫功能随之下降，极易受到其他压力源的作用，甚至导致疾病。

（二）压力源

压力源为可引发紧张和导致个体不稳定的所有刺激。纽曼认为压力源分为以下三类。

1. 内在的压力源　指来自个体内与内环境有关的压力，如愤怒、悲伤、自我形象改变、自尊紊乱、疼痛、失眠等。

2. 人际间的压力源　指来自于两个或多个个体之间的压力，如夫妻、父子、上下级或护患关系紧张等。

3. 社会性的压力源　是指发生于体外、距离比人际间压力源更远的压力，如家庭经济收入低、环境陌生、通货膨胀、社会医疗保障体系不够完善等。

（三）反应

纽曼认同"压力学之父"塞利（Selye）在压力与适应学说中对压力反应的描述，即面临压力机体可产生全身适应综合征及局部适应综合征的应对反应，并将压力反应概括为警觉期、抵抗期和衰竭期三个阶段，在此基础上，纽曼进一步提出，压力反应不只表现在生理方面，而应该是生理、心理、社会文化、精神与发展等多方面的综合反应，其结果可以是正性的，也可以是负性的。

（四）预防

护理活动的主要功能是控制压力源或增强人体各种防卫系统的功能，以帮助服务对象保持、维持、恢复护理系统的平衡与稳定，获得最佳的健康状态。纽曼认为护士应根据服务对象系统对压力源的反应采取以下三种不同水平的预防措施。

💡 **知识链接**

2021 年"最美医生"——邱玲

"在我们即将离开的时候，也许还可以为我们的亲人献上热血"这是最美医生邱玲援藏工作结束前 1 个月献血时写于朋友圈中的一段话。邱玲，中国医学科学院北京协和医院检验科副主任、研究员。她主动报名援藏，历经困难，建立世界上海拔最高的符合国际标准的临床实验室，建立了全国最后一个省级临床检验中心。3 次组织国家级继续教育项目，培训藏区 600 余名检验人员。任务结束后 3 年内，她 5 次返藏，为"大病不出藏"贡献力量。被评为"全国民族团结进步模范个人""全国三八红旗手""2021 最美医生"。

1. 一级预防　适用于护理对象系统对压力源没有发生反应时。护理人员主要通过控制或改变压力源实施护理，一级预防的目的是防止压力源侵入正常防御线，保持机体系统的稳定，促进及维护人的健康。主要措施是减少或避免与压力源接触，巩固弹性防御线和正常防御线。如有冠心病家族史的个体，在尚未出现冠心病症状之前，通过改变争强好胜、容易产生敌意的性格特征及戒烟、限酒等生活方式，适量锻炼，合理膳食，达到预防冠心病发生的目的，即一级预防。

2. 二级预防　适用于压力源已经穿过正常防线，机体系统的动态平衡被破坏，出现了症状或体征时。护理的重点是帮助服务对象早期发现疾病，尽早就医早期诊断，并进行早期治疗。二级预防的目的是减轻和消除反应、恢复系统的稳定性并促使个体回复到原有的健康状态。如个体已出现冠心病的症状及体征，积极就医，配合治疗，在医护人员指导下克服促使疾病进程的因素（性格特征方面、生活方式方面）及学习科学用药、合理膳食、适当锻炼及突发健康事件的应对等健康教育知识，从而延缓疾病进展。

3. 三级预防 适用于人体的基本结构及能量源遭到破坏后。护理的重点是帮助服务对象恢复及重建功能，减少后遗症发生，并防止新的压力源入侵。三级预防的目的是进一步维持个体的稳定性、避免伤残和减少死亡。如冠心病患者出现了急性心肌梗死，能在第一时间做到正确"自救与呼救"，为抢救成功及减少并发症赢得时间。

二、纽曼对护理四个基本概念的论述

纽曼对护理的四个概念做了如下论述。

1. 人 是与环境进行互动的寻求平衡与和谐的开放系统，由生理、心理、社会文化、成长发展、精神信仰等变量组成。护理对象可以是个体、家庭、社区及各种社会团体。

2. 环境 是指任何特定时间内影响个体和受个体影响的所有内外因素，分为内环境、外环境及创造性环境。纽曼提出的创造性环境指人在不断适应内外环境的刺激过程中，为维持系统的完整和稳定而自发产生变化的环境。

3. 健康 是一种强健与疾病互相消长、连续的过程，是任何时间点上个体生理、心理、社会文化、精神与发展等各方面的稳定与和谐状态。机体健康与否，可用能量产生的多少来衡量，当机体产生和存储的能量大于消耗时，个体的完整性、稳定性增强，"生命轴"向健康方向移动；当能量产生与存储不能满足机体需要时，个体的完整性、稳定性减弱，健康渐逝，"生命轴"移向衰竭、死亡。

4. 护理 是通过有目的地干预，减少或避免压力源对个体的负性影响，增强机体的防御机能，帮助护理对象获得并保持最佳的健康水平。护理的主要任务是保存能量，恢复、维持和促进个体的稳定、和谐与平衡。

三、纽曼保健系统模式与护理实践之间的关系

纽曼发展了以护理诊断、护理目标和护理结果为步骤的独特的护理工作步骤。

1. 护理诊断 护士首先对个体的基本结构、各防线的特征、现在和（或）潜在于个体内外及人际间的压力源进行评估，然后收集并分析个体在生理、心理、社会文化、精神与发展各层面对压力源的反应及其相互作用的资料，最后找出偏离健康的问题并做出诊断。

2. 护理目标 护士以保存能量、恢复、维持和促进个体稳定性为护理原则，与个体及家属共同制定护理目标、促使目标达成的干预措施及设计预期护理结果。纽曼强调应用一级、二级、三级预防原则来规划和组织护理活动。

3. 护理结果 是护士对干预效果进行评价并验证干预有效性的过程。评价内容包括个体内、外及人际间压力源是否发生了变化，压力源本质及优先顺序是否改变，机体防御机能是否有所增强，压力反应症状是否得以缓解等。

第四节　佩普劳人际关系模式

佩普劳（H·Peplau）被称为"精神病护理之母"，她1952年提出了护理人际关系理论。学习此模式有利于护士理解其社会角色功能，与患者共建良好的护患关系。有助于护士人文关怀的习得。

一、佩普劳人际关系模式的基本内容

佩普劳人际关系模式重点描述了护士与患者之间人际关系的形成与终止过程。佩普劳认为，护士与患者原是彼此陌生的个体，为了患者的健康，在治疗和护理过程中，互相理解、共同探讨解决健康问题的方法，形成了一种治疗性的关系。这种特殊的人际关系，为解决冲突、困难和焦虑，满足患者的需要提供了良好的条件。

（一）护患关系的四个阶段

佩普劳将护患关系的发展分为了熟悉期、确定期、开拓期、解决期等四个阶段。

1. 熟悉期　一般起始于护士与患者初次会面时，患者感到"有寻求专业性帮助"的需要。在此阶段，通过护士收集资料促使双方认识和了解。

2. 确定期　患者做出选择性反应，表达他对健康问题的认识；护士通过收集资料，了解患者对护士的期望，并对患者应对疾病的能力给予判断。

3. 开拓期　患者从护理中获得效益，容易在康复早期出现依赖与独立的冲突，护士应帮助患者逐渐脱离帮助，恢复自理。

4. 解决期　护士帮助患者从生理逐渐趋向心理的自立，促使护理目标达成而终止护患关系；如果患者仍然存在心理依赖，护患关系则继续，护士应帮助患者通过顽强的努力达到自立。

（二）护士的六种社会角色功能

在佩普劳的理论模式中，她认为护士扮演着六种社会角色功能，即陌生人角色、咨询者角色、教师角色、领导者角色、代言人角色和顾问。

1. 陌生人角色　出现在护士与患者初次见面时，即护患关系发展的熟悉期。

2. 咨询者角色　即在护理活动中回答患者提问，满足患者需求

3. 教师角色　教师角色包括心理、认知、技能等方方面面的指导。

4. 领导者角色　护士通过组织、引导患者使其成为护理活动的合作者与积极参与者。

5. 代言人角色　尤其对于无语言能力的患者，护士应通过评估、判断，为患者表达他的需要。

6. 顾问　针对患者的健康问题提出专业性的建议。

二、佩普劳对护理四个基本概念的论述

1. 人　人是一个生理、心理和社会都处于动态的有机体。

2. 健康　健康是生理和心理方面的需要得到满足，是指人类朝着富有创造性、建设性和有价值性方向前进过程中的各种活动。

3. 环境　环境是指与人相互作用的重要的物或事，特别强调了文化背景对人的影响，认为护士在护理患者时，应考虑每个患者的不同文化背景，如道德、习惯和信仰。

4. 护理　护理是帮助人们满足现有需要的、建立重要的、治疗性的人际间关系的过程。

三、佩普劳人际关系模式与护理实践之间的关系

护理不仅是一种重要的，具有治疗意义的、促进护患间关系、促使个人获得健康的过程，还是一种教育工具，有助于个体成熟的力量，其目的是促进人向前发展。

1. 评估阶段　护理活动处于收集资料，分析资料，明确护理问题时期，而护患关系的进程则处于熟悉期。此阶段对患者的护理，应强调尊重和关心，并按每个患者的情况来接诊，为整个护理活动过程作铺垫。

2. 诊断阶段 对患者的反应做出判断，明确应提供给患者的帮助，与患者共同制订护理计划。此时的护患关系处于确定期。

3. 实施阶段 对患者实施有效护理，同时注意观察患者的心理情况，帮助患者恢复自理。此时护患关系处于开拓期。

4. 评价阶段 对患者恢复情况与预期目标作比较，判断目标达成效果，同时评价患者自理恢复程度。此阶段处于护患关系的解决期。

目标检测

答案解析

一、选择题

【A1/A2 型题】

1. 根据奥瑞姆自理模式，指导糖尿病患者自我注射胰岛素采用的是（　　）

　　A. 全补偿系统　　　　　B. 部分补偿系统　　　　C. 支持－教育系统

　　D. 健康教育　　　　　　E. 协作互动

2. 患者，女，40 岁，教师，因"急性胆囊炎"急诊入院。护士收集资料，提出护理诊断。根据佩普劳人际关系模式，护患关系处于（　　）

　　A. 熟悉期　　　　　　　B. 协作期　　　　　　　C. 确定期

　　D. 开拓期　　　　　　　E. 解决期

【A3/A4 型题】

（3~4 题共用题干）

患者，男，58 岁，既往有冠心病、糖尿病病史，因女儿从外地回来，非常高兴，晚餐后 2 小时余出现剧烈胸痛，伴濒死感，舌下含服硝酸甘油后 15 分钟效果不佳，家人拨打 120 于起病后 4 小时入院。

3. 导致患者剧烈胸痛的主要刺激是（　　）

　　A. 情绪激动　　　　　　B. 高脂高蛋白饮食　　　C. 饮酒

　　D. 心肌缺血、缺氧　　　E. 糖尿病

4. 患者家人拨打 120 呼救及入院后积极配合治疗主要属于纽曼保健系统模式的（　　）级预防

　　A. 2　　　　　　　　　　B. 1、2　　　　　　　　C. 3

　　D. 1、3　　　　　　　　E. 2、3

二、简答题

请列举自理促进康复、自理促进健康的案例。

（宋思源）

书网融合……

本章小结　　　　　微课　　　　　题库

第四章　护理学相关理论

PPT

1. 通过本章学习重点把握系统论的概念、结构与功能及一般系统论对护理工作的指导作用；需要的概念、需要层次理论的基本观点及对护理工作的指导作用；压力、压力源及压力反应，适应的层次。

2. 学会运用所学护理相关理论分析问题、解决问题，具有一定系统满足照护对象身心需要及促进更好适应压力的能力。

专业的特点决定了任何专业都必须具备自己的理论体系，所有专业理论体系均是在一定的相关理论框架下形成的。护理理论体系即是在系统论、人类基本需要层次论、压力与适应理论、沟通理论等能用以解释护理现象，提供护理实践、科研、管理及教学等科学依据的相关理论基础上构建与完善的。本章主要讲授系统论、人类基本需要层次论以及压力与适应理论。

》 情境导入

情境描述　"你觉得，你和我们一样，我们觉得，是的，但你又那么不同寻常。从无声里突围，你心中有嘹亮的号角。新时代里，你有更坚定的方向。先飞的鸟，一定想飞得更远。迟开的你，也鲜花般怒放"。江梦南在半岁时失聪，后来在父母及她坚持不懈，每个音节重复1000次的触摸父母发音的喉部，同时观察镜子里的口型，反复艰难地训练后，梦南学会了唇语。她一路以优异的成绩考上吉林大学的本科、硕士，并于2018年考上了清华大学生命与科学学院的博士，主攻肿瘤免疫和机器学习。

讨论

1. 请简述系统论、人类基本需要层次论、压力与适应理论在江梦南"从无声里突围"中的体现。
2. 你如何运用这3个理论促使自我成长为具备促进人类健康的卫士？

第一节　系统论

系统思想源远流长，早在古代就已有萌芽。但作为一种科学术语、一种理论则源于美籍奥地利理论生物学家贝塔朗菲。20世纪20年代，他提出系统论的观点，1937年他第一次提出"一般系统论"的概念。20世纪60年代以来，系统得到广泛发展和应用，其理论与方法渗透到自然、社会、医学、生物、心理等许多学科领域，在护理学方面，其促进了整体护理思想的形成，是护理理论、护理程序的理论框架。

一、系统的概念

系统是由若干相互联系、相互作用、相互独立、相互依赖的要素所组成的具有特定结构和功能的整体。系统的概念涵盖了两层意义：一是系统具有各要素独立的结构和功能；二是系统是各要素的集合体，其整体功能大于各要素功能的代数和。

二、系统的分类

在自然界和人类社会中，存在着各种不同的系统，从不同的角度可以有不同的分类。常用的分类方法有以下三种。

（一）按组成系统的要素性质分类

系统分为自然系统与人为系统。自然系统是由自然物组成的，是客观存在的系统，如人体系统、生态系统等。人为系统是为达到某种特定目的而人为建立的系统，如护理质量管理系统、计算机软件系统等。在现实生活中大多数系统为自然系统与人造系统的综合，即复合系统，如医疗系统、教育系统等。

（二）按系统的运动状态分类

系统可分为动态系统和静态系统。动态系统指系统的状态随时间的变化而变化，如生态系统、人体系统。静态系统是指系统的状态不随时间的变化而变化，静态系统只是动态系统的一种暂时状态，绝对静态系统是不存在的。

（三）按系统与环境的关系来分类

系统可分为封闭系统和开放系统。开放系统是指不断与外界环境进行物质、能量和信息交换的系统，如生命系统、医疗系统和教育系统等。开放系统通过输入、转换、输出和反馈四个环节完成与环境间的相互作用，保持与周围环境的协调与平衡，维持自身的稳定（图4-1）。输入是指物质、能量和信息由环境流入系统的过程；而由系统流入环境的过程称为输出；系统对输入的物质、能量和信息进行加工、处理、吸收的过程则称转换。反馈是系统输出对系统再输入的影响，即环境对输出的反应。封闭系统又称孤立系统，是指与外界环境不进行物质、能量和信息交换的系统。绝对的封闭系统是不存在的，只有相对、暂时的封闭系统。

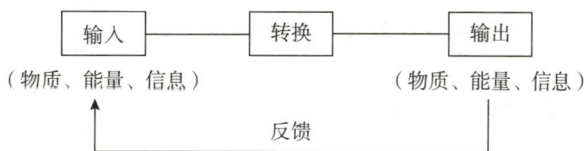

图 4-1　开放系统示意图

三、系统的基本属性

系统种类繁多、形式多样，但都具有一定的基本属性，主要包括整体性、相关性、动态性、层次性和目的性。

（一）整体性

整体性是系统论的基本思想。系统的整体性是指系统功能的放大功效，即系统的整体功能大于各要素功能的简单相加。当不同结构和功能的各要素组成整体后，就具有了各独立要素所不具备的新功能。系统的整体功能要发挥其最大功效，就必须充分发挥每个要素的作用，同时系统中各要素要以合理和优化原则融入整体。例如，从解剖角度看，人是一个系统，其由神经系统、循环系统、呼吸系统、消化系统、泌尿系统、内分泌系统和运动系统等要素组成，这些系统各自独立完成主司职责，同时相互联系、相互影响、相互作用协调完成各系统功能，并且在这些系统有机结合为一个整体后，人产生了并不归属于某一系统的新功能，如心理活动。护理学作为医学的一个要素，存在许多未知性及局限性，在以人的健康为中心的护理照护过程中，需要将人视为一个整体，通过对系统、要素、环境之间关系的分析，探究人类的健康与疾病，为护理对象提供最优质的护理照护。

（二）相关性

相关性是指系统的各要素之间是相互联系、相互制约的，其中任何要素的性质或行为发生功能或作用的变化，都会影响其他要素，甚至影响系统整体的性质和功能。比如一个人的心理压力过大，就会引起消化、内分泌、心血管等系统功能的紊乱。

（三）层次性

系统是按复杂程度的层次排列组织的。较简单、低层次的系统称为子系统，较复杂、高层次的系统称为超系统。系统是具有复杂层次的有机体，各层次具有相应的结构和功能，构成了既与上一层次系统（超系统）、同层次系统和下一层次系统（次系统）相互联系，又具备独立功能的有机整体。对于一个系统来说，它既是由某些要素组成，同时又是组成更大系统的一个要素。如人体是一个系统，它由神经系统、消化系统、呼吸系统等组成，同时它又是构成家庭系统、社会系统的一个要素。系统各层次间存在隶属关系，即高层次起主导作用，决定了低层次的功能，而低层次从属于高层次，属于基础结构，影响高层次的功能。

（四）动态性

动态性是指系统随时间的变化而变化。系统为了维持自身的生存与发展，一方面要不断调整自身的内部结构以达到最佳功能状态；另一方面要不断与环境进行物质、能量、信息的交换，以适应环境。

（五）目的性

系统具有一定的结构和功能决定了系统具有目的性。如肺包括导气部和呼吸部，其中呼吸部中的肺泡上皮由 I 型肺泡细胞和 II 型肺泡细胞组成。 I 型肺泡细胞覆盖了肺泡约 97% 的表面积，是进行气体交换的部位。 II 型肺泡细胞覆盖肺泡约 3% 的表面积，具有合成肺泡表面活性物质的功能。肺泡表面活性物质有降低肺泡表面张力，稳定肺泡直径的作用。两种细胞协同，目的是具备气体交换的生理功能。

四、系统论在护理实践中的应用

一般系统论的观点在护理领域发挥了重要的指导作用，被广泛应用于临床护理、护理教育及护理科研等领域。

（一）系统论促进了整体护理理念的产生和发展

1. 人是一个整体　根据一般系统论的观点，护理的工作对象是人，人具有生物和社会的双重属性，人是由生物、心理、社会、精神、文化等要素组成的整体，各个要素之间相互联系，彼此影响，其中任何一个要素发生改变，都会引起其他次系统乃至整个系统发生变化。因此，护士在护理照护对象时，应重视人是一个整体，注重收集护理对象生理、心理、社会适应等方面动态的信息，实施最佳的护理方案，为促进康复、维持健康提供保障。

2. 人是一个动态开放的系统　人是一个开放系统，与自然环境、社会环境即外环境进行着物质、能量、信息的交换。而人自身的内环境在遵循交换规律，即有利于人体系统的生存与发展的需要同时，通过不断调节，适应外环境的变化，以维持生命和健康。

（二）系统论是护理程序的框架

护理程序是现代护理学的核心，是由评估、诊断、计划、实施和评价五个要素组成的开放系统。护士通过收集信息，根据专业知识做出护理诊断，拟定护理计划并实施，观察实施效果并给出评价，判断预期目标达成情况，根据评价对计划进行停止、继续、取消、修订、增加等处理。即遵循输入、转换、输出、反馈等开放系统的步骤，故系统论是护理程序的框架。

（三）系统论是护理理论发展的依据

一般系统论是许多护理理论的建立基础，如罗伊适应模式、纽曼保健系统模式都是以系统论为基本理论框架，这些护理理论又为整体护理实践提供了坚实的理论支持。

（四）系统论为护理管理提供理论支持

WHO 对护理管理的定义为："护理管理是为了提高人们的健康水平，系统地利用护士的潜在能力和有关的其他人员或设备、改善环境，以及参与社会活动的过程"。护士扮演着管理者的角色，需要对护理活动中的人、财、物、时间、信息等实施有计划、有组织的管理。如对高血压患者的管理，包括观察药物疗效，了解患者饮食、睡眠，保持病房环境安静，协调人际关系等。显然，合理膳食属于高血压管理中的次系统，在护理活动中，护士根据 WHO 规定每日摄入食盐量≤5g 及高血压分期情况，指导患者具体摄取食盐量，达到合理膳食的健康标准，即摄入食盐量又属于合理膳食的次系统，如此层层管理，达到稳定患者血压的目的。

第二节　基本需要层次理论 📱微课

人为了自身的生存和发展，必然有一定的需要。人的需要是人类各种行为和动机产生的基础，为了更好地阐释和说明这一点，许多哲学家、心理学家和护理学家从不同角度探讨了人的基本需要，形成了各种理论，其中最具有影响力、应用最广泛的是马斯洛的人类基本需要层次理论。

一、需要的概念

需要是由个体和群体对其生存与发展条件所表现出来的依赖状态，是人脑对生理与社会要求的客观反映，是个体的心理活动与行为的基本动力。如人体剧烈运动而大量出汗时，机体通过尿液浓缩减少水分排出的同时兴奋饮水中枢，促使个体产生寻水和饮水的欲望，并通过饮水满足补充水分的生理需要。需要得到满足是个体维持身心平衡并求得生存、成长与发展的必要条件。

二、需要层次理论的内容

许多心理学家、哲学家和护理专家从不同角度对其进行研究，其中以美国人本主义心理学家马斯洛于 20 世纪 40 年代提出的人类基本需要层次论在护理中应用最为广泛。马斯洛把人的基本需要按其重要性和发生先后次序归纳为五个层次，即生理的需要、安全的需要、爱与归属的需要、尊重的需要和自我实现的需要（图 4-2）。

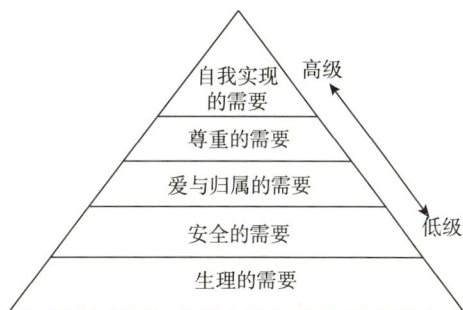

图 4-2　人类基本需要层次

（一）生理的需要

生理的需要是人类最原始、最基本的需要，是维持生命必须满足的需要，包括空气、水、食物、排泄、休息、活动、睡眠等需要。生理的需要是其他需要产生的基础，因此在满足其他需要之前，应首先考虑生理的需要，故又称为最低层次需要，当生理的需要满足后，个体方会产生更高层次的需要。

知识链接

践行健康生活方式，做自己健康第一责任人

合理膳食，吃动平衡。食物多样，合理搭配；吃动平衡，健康体重；少盐少油，控糖限酒；公筷分餐，杜绝浪费。

科学健身，促进健康。动则有益，贵在坚持；方式恰当，强度适宜；时长合理，量力而行；循序渐进，减少风险。

戒烟限酒，嗜好良好。不吸烟，不酗酒。吸烟有害健康，戒烟越早越好；拒绝"二手烟"，电子烟不安全；儿童青少年、孕妇、乳母、慢性病患者不应饮酒；成年人如饮酒，一天饮用的酒精量不超过15g。

健康心理，快乐人生。舒缓心理，乐观向上；劳逸结合，保证睡眠；关注家人，人际和谐；心理问题，主动求助。

（二）安全的需要

安全的需要包括生理安全和心理安全两方面。生理安全指个体需要处于生理上的安全状态，防止身体受到伤害或生活受到威胁，如腿部行动不便者借助拐杖或轮椅行动。心理安全指个体需要有一种心理上的安全感觉，避免焦虑、恐惧等不良情绪的发生。如人们在熟悉的环境中生活、工作比较有安全感；护士娴熟的操作技术，不仅能满足患者的生理需要，还可发挥极佳的安抚效果，对树立护士的职业权威、建立护患之间的信任关系起到了良好的作用。

（三）爱与归属的需要

爱与归属的需要又称社交需要，属于感情上的需要，是指个体需要被他人爱或接纳，同时也需要去爱或接纳别人，以建立良好的人际关系。如果这种需要得不到满足，就会产生孤独、空虚、被遗弃等痛苦感受。如婴幼儿的皮肤饥渴长期得不到满足，会影响其心理成长，甚至导致长大后出现不信任他人等不良心理。

（四）尊重的需要

尊重的需要是指个体对自己尊严和价值的追求，包括自尊与他尊两个方面。自尊指个体渴求自己能够独立、有价值、自由、自信，是人类积极心理的根源；他尊指个体希望得到他人的赏识、认可与尊重。如进病房敲门，是对患者尊重的表达，也是护士赢得患者尊重的开始。满足尊重的需要可使人独立自主、自信坚强、有成就感等；反之，则会使人出现软弱、无能、自卑等感受。

（五）自我实现的需要

自我实现的需要是人类最高层次的需要。是指个体希望能力和潜能得到充分发挥，实现生活及工作中的理想和抱负，并能从中得到满足，使人感到最大的快乐。马斯洛将自我实现解释为"真正的自我存在"，一般是在其他需要获得基本满足后，才出现并变成个体首要的需要，其需要满足的程度和满足的方式有很大的个体差异。

三、需要层次理论的基本观点

（一）人的需要由低到高有一定的层次性，但不绝对固定

人的需要具有层次性，通常先满足低层次的需要，再考虑满足较高层次的需要，一般情况下，生理的需要是最重要、最基本的，人得以生存后才产生其他需要。但是，不同的人在不同条件下各需要的层次顺序会有所不同，最明显、最强烈的需要应首先得到满足。

（二）各种需要得到满足的时间不同

一般情况下，生理的需要是人类生存所必需的最基本、最重要的需要，但在生理需要的诸多要素中，满足的时间根据具体情况也应区分轻重缓急。如呼吸困难的患者，同时睡眠欠佳，吸氧是首要措施，以满足患者对氧气的需要，睡眠属于次要满足的要素。

（三）人的行为是由优势需要决定的

同一时期，个体可能存在多种需要，但只有一种需要最明显、最强烈，成为支配其行为的优势需要，值得重视的是，优势需要具有动态性特征。

（四）各层次需要相互依赖，彼此重叠

较高层次的需要发展后，低层次的需要并未消失，只是不属于支配人行为的主要力量而已。

（五）层次越高的需要其满足的方式差异越大

不同个体对食物、排泄、睡眠等较低层次需要满足的方式是基本相同的，但对尊重、自我实现等较高层次需要的满足却因个人的性格、教育水平和社会文化背景等而有很大差异。

（六）健康与人的需要满足程度成正相关关系

当个体的需要大部分得到满足时，即处于动态的健康状态。否则，个体可能呈现亚健康状态，甚至处于疾病状态。

四、需要层次理论在护理中的应用

马斯洛的基本需要层次论在护理中得到了广泛的应用，其提升了护士整体护理的意识及护理照护的质量。

（一）在护理实践中应用的意义

1. 帮助护士识别照护对象未满足的需要　护士可以根据需要层次理论观察、识别患者未满足的需要的性质及其对患者产生的影响，通常这些未满足的需要正是护理人员需帮助护理对象解决的健康问题，从而判断问题决定的方式及策略是否正确。如 22 岁的急性阑尾炎术后患者，体温 38.3℃，无特殊不适，护士即可以采取继续观察患者体温变化，而暂不行任何降温处理的护理措施。

2. 帮助护士更好地领悟和理解照护对象的言行　护理照护是关注生命全周期、健康全过程的活动，护士不仅对临床患者实施照护，还包括老年护理、慢病管理、康复促进、安宁疗护等护理活动，护士应用需要理论，能更好观察照护对象言行，及早判断照护对象现存或潜在的健康问题，提升全周期、全过程的照护质量。

3. 帮助护士预测照护对象即将出现或未表达的需要　应用需要理论，掌握人类基本需要规律，预测照护对象需要满足程度，有助于选择促进自护或是直接提供护理的最佳方式。

4. 帮助护士识别照护对象需要的轻重缓急　照护对象包括个体、家庭、社区、社会，因而在照护过程中，不仅包括个体，还会涉及"患方"的其他对象，应用需要层次理论能帮助护理人员更好地判

断护理问题的轻、重、缓、急，按其优先次序制定和实施护理计划，针对影响需要满足的因素，采取最优化的护理措施，满足患方的各种需要。例如，当患者需要急诊手术，但家属尚未到达医院，若等待家属到医院沟通，满足其知情同意权，可能会延误抢救患者生命时机时，根据相关法律法规条款及医疗最优化原则，及时手术是当务之急。

（二）患者的基本需要

人在健康状态下能够依靠自己满足各种需要，在患病状态下，患者会存在自护无法满足的需要，护士通过评估，根据需要理论排序制定最优护理方案。

1. 生理的需要 生理病理变化是患者各种生理需要得不到满足的原因，护士应用"三基"及需要层次理论帮助识别患者不同生理需要满足程度。常见的未被满足的生理需要有：①氧气，如缺氧、呼吸道感染、呼吸道阻塞等；②水，如脱水、电解质失衡、水肿、酸碱平衡紊乱等；③体温，如体温过高、体温过低等；④排泄，如便秘、腹泻、大小便失禁、多尿、无尿等；⑤休息和睡眠，如疲劳、各种睡眠型态紊乱；⑥营养，如肥胖、消瘦、各种营养缺乏、特殊饮食要求；⑦避免疼痛，如各种急、慢性疼痛。

2. 安全的需要 提供舒适、美观、安静、安全的住院环境是医院必备措施。护士需要根据照护对象情况，评估安全需要的共性和个性，如如厕、用药安全即属于共性；昏迷患者加床栏即针对个体采取的护理措施。

3. 爱与归属的需要 照护包括人文关怀。人文关怀是满足患者爱与归属的关键措施。护士既要关注与患者建立良好护患关系，又要关注患者的其他人际关系，并主动扮演协调者的角色。如医患关系、患患关系等。人在患病期间容易产生孤独感，渴望得到亲人、朋友及周围人的关心、理解和支持，爱与归属的需要显得更加迫切，护理人员注重给予人文关怀，既满足了患者爱与归属的需要，也体现了对患者的尊重。

4. 尊重的需要 患者在就医过程中，除公共人际交往过程中应有的尊重外，尚应考虑医疗行为中患者的隐私问题，如分娩、导尿等患者，尊重的需要更为强烈，满足患者尊重的需要是照护的责任与义务。

5. 自我实现的需要 是个体最高层次的需要，也是个体在患病期间最受影响且最难满足的需要。促进康复、重返家庭及社会是满足患者自我实现的需要。如意外丧失肢体的患者，不仅要注重残肢的护理，更要注意心理护理，让患者重拾返回家庭、社会的信心。

（三）满足患者需要的方式

护理人员帮助患者满足需要的方式一般有以下三种。

1. 直接满足患者的需要 由护理人员直接提供照护，以满足其基本需要。如部分患者（昏迷者、瘫痪者、新生儿等）的生活照护采取治疗处置的相关措施（吸痰、吸氧、导尿）等。

2. 协助患者满足需要 在鼓励患者最大限度地完成自护的基础上，提供恰当的帮助和支持，如功能锻炼、糖尿病的饮食护理等。

3. 间接满足患者需要 如针对慢性病管理、造瘘口护理问题，开展健康教育、健康咨询、科普讲座、护理专科门诊指导等，促进个体成为自我慢性疾病、造瘘口的照护者。

第三节　压力与适应理论

压力伴随人的一生，其与适应是机体内、外环境不断调整的过程。通过学习压力与适应理论可以帮助护士预测压力源及评估照护对象对压力反应的程度，提升照护对象正确认知压力源的能力。

一、压力、压力源、压力反应

（一）压力

压力又称应激或紧张，不同时期、不同学科有不同的理解。如生理学家用血压上升等生理现象来描述压力；心理学家则用焦虑等情绪反应来描述压力。压力是个体对作用于自身的内外环境中的刺激做出认知评价后引起的一系列非特异性的生理及心理紧张性反应状态的过程。

（二）压力源

压力源又称紧张源或应激源，是指任何能够对机体施加影响并使之产生压力反应的内外环境的刺激。主要包括以下四类。

1. 躯体性压力源　指直接作用于个体使其产生压力反应的各种因素，包括理化性因素、生物性因素及生理病理性因素。理化性因素包括物理性因素（如光线、射线、温度、噪声等）和化学性因素（如酸、碱、化学药品等）；生物性因素如病毒、细菌、立克次体、支原体、衣原体、真菌、寄生虫等；生理病理性因素如妊娠期、更年期、手术、冠心病等。

2. 心理性压力源　指促使个体产生心理冲突和心理挫折的各种因素，如考试、职业暴露等。

3. 社会性压力源　主要指各种社会现象和人际关系对个体产生压力反应的因素总和，如战争、人际关系紧张、失恋等。

4. 文化性压力源　指生活方式、语言和风俗习惯等改变促使个体产生压力反应的因素，如患者入院后生活节律的改变，语言沟通可能存在障碍等。

（三）压力反应

个体在压力源的作用下所产生的一系列非特异性身心反应称为压力反应。

1. 生理反应　在压力状态下，机体可通过神经系统、内分泌系统及免疫系统等的变化影响机体，表现为心率加快、血压升高、呼吸加快、肌张力增强、胃肠蠕动减慢，甚至免疫力低下等。在适当的压力下可以调动机体的潜在能量，提高机体对外界刺激的感受和适应能力，提高人的应变能力。但过大、过久的压力则危害健康。

2. 心理反应　包括认知、情绪和行为反应。

（1）认知反应　在压力源作用下，个体可以产生积极或消极两种认知反应。如急中生智或呆若木鸡。

（2）情绪反应　心理学认为，情绪是人对客观事物是否满足自己的需要而产生的态度体验。包括积极情绪和消极情绪。积极情绪能"治病"，消极情绪能"致病"。如长期焦虑可能诱发溃疡病；乐观的态度可能使癌症患者自限性概率增大。

（3）行为反应　在压力源作用下，个体对自身行为的控制力降低甚至丧失，出现盲目性动作、行为混乱等症状。如破伤风患者由于破伤风梭菌产生的外毒素的作用，产生"四怕"，即怕光、怕声、怕水、怕动，而任何一种压力源，均可引发患者全身骨骼肌强直性收缩。

二、塞里的压力与适应学说

加拿大生理学家塞里于1936年首先提出压力的概念，于1950年出版第一本专著《压力》（又译为《应激》），其压力理论对压力研究产生了重要影响，因此塞里被称为"压力理论之父"。

（一）一般理论

塞里认为压力是人体对任何压力所产生的非特异性反应，这种非特异性反应包括个体系统的无选择适应及不同个体出现的共性适应。例如对严寒和酷暑，人体通过发抖和出汗这两种不同的表现进行适应。

（二）全身适应综合征学说

塞里对压力源刺激人体后所产生的生理反应，归纳为全身适应综合征及局部适应综合征。①全身适应综合征（GAS）：是指人体对压力所做出的全身性、紧张性、非特异性反应，主要是自主神经和内分泌系统的反应。②局部适应综合征（LAS）：是指机体应对局部压力源而产生的局部反应，如凝血、炎症反应等。一般持续时间较短，防御压力的能力有一定的局限性。无论是 GAS 还是 LAS，塞里认为身体的压力反应按照一定的阶段进行，分为警觉期、抵抗期和衰竭期。

1. 警觉期 是人体觉察到威胁，激活交感神经系统而引起的警觉反应。生理反应包括交感神经兴奋、内分泌增加，如心率呼吸加快、血压上升、瞳孔扩大、肝糖原分解、血细胞凝集加速、肌肉紧张度增加等。其目的是动用机体潜能来对抗压力源。心理反应主要通过促进人的心智活动而增加认知的警觉性。如果防御有效，机体会恢复正常活动，若压力源持续存在，在产生警觉反应之后，机体就转入第二反应阶段。

2. 抵抗期 此期以副交感神经兴奋及人体对压力源的适应为特征。机体的防御力量与压力源相互作用，处于抗衡状态。抗衡结果：一是机体成功防御，内环境恢复平衡，机体恢复健康；二是机体防御失败，压力源持续作用，机体进入第三反应阶段。

3. 衰竭期 应激源过强或长时间侵袭机体，机体在适应过程中能量被耗竭，无力抵御压力源，警觉期症状再次出现，但已是不可逆，器官出现严重功能障碍，甚至身心衰竭，面临死亡。

三、对压力的防卫

压力存在于人类社会生活的各个时期及各个领域，每个个体应对压力反应因身心差异、社会支持程度不同而异。正确应对压力是保持身心健康及培养良好社会适应能力的基础，以下防卫模式可提升个体抵御压力的能力。

（一）第一线防卫——身心防卫

当个体遭受压力源的作用时，首先启动生理与心理的防卫以保护自己。

1. 生理防卫 包括遗传素质、身体的一般状况、营养状态和免疫功能等。如完整的皮肤和健全的免疫系统可保护个体免受病毒、细菌的侵袭。

2. 心理防卫 指心理上对压力做出适当反应的能力，是自我保护行为。心理防卫能力与以往的应对技巧、社会支持网络、教育程度、生活方式等有关。心理防卫机制运用得当，有益于心理成长与发展；防卫过度或不当，将导致不良后果。

（二）第二线防卫——自力救助

如果压力反应严重，压力源突破第一线防卫，出现一些心身应激反应，自力救助的方法就是对抗或控制压力反应，减少急、慢性疾病演变的主要手段。

1. 正确评估压力源 首先识别压力源类别，根据压力源采取针对性措施，接纳自己，接纳健康问题，乐观处世，增强应对压力源的能力，减缓、削弱压力，促进机体处于适应状态。

2. 正确对待情绪 面对压力源，当个体出现焦虑、恐惧、抑郁、愤怒、敌意、无助等情绪反应时，应通过自我疏导、社会支持、专业帮助等方法，积极应对压力源，降低压力强度，促进身心康复。

3. 利用所有支持力量 当个体承受压力时，有时通过自我力量很难抗衡，此时即需要社会支持系统的帮助。在亲情、友情的安抚下，社会爱心人士、志愿者的帮助下，建立强大的防御体系，抵御压力源对个体的侵袭。

4. 减少压力的生理影响　合理膳食，适量运动，戒烟限酒，良好睡眠，心理平衡，有助于加强第一线防卫，提高个体生活质量乃至生命质量。

（三）第三线防卫——专业辅助

当强烈或长期存在的压力源突破个体的第一、第二线防卫，应及早发现自我心身失衡，及时就医，以便早诊断、早治疗。在医护人员的照护下，提高对自身健康问题的认知及管理水平。如高血压患者，可以在医护人员指导下，学会血压的自我监测，根据血压波动情况实施简单的用药管理等。

四、适应

（一）适应的概念

适应是应对的最终目标，是指生物体促使自己更能适合生存的一个过程，是生物体生存及发展的最基本特征。个体面对压力源，会采取一定的适应方式，若适应成功，身心平衡得以维持和恢复；若适应有误，机体会处于亚健康状态，甚至进入疾病状态，此时机体会通过自身调节适应疾病状态。

（二）适应的层次

适应是生命最卓越的特性，是个体维持内外环境平衡与对抗压力的基础。人类的适应分为生理、心理、社会文化及技术四个层面，这四个层面的适应可以彼此影响。

1. 生理适应　指压力源作用于机体时产生的生理变化，包括以下两个方面。

（1）代偿性适应　指当外界对机体的需求增加或改变时，机体将做出代偿性变化。如长时间没有锻炼身体，然后突然跑步时，初期感到股四头肌、腓肠肌酸痛，坚持几天后，疼痛消失，原因是突然运动，加剧了局部能量代谢，产物乳酸增加，几天后机体适应了局部乳酸堆积状态，从而疼痛消失。

（2）感觉适应　指感觉器官对某种固定压力源连续作用后感受性提高或降低的现象。如从光亮处进入暗室需要一定时间才能看清楚周围环境，即产生暗适应，是视觉感受性提高的结果；反之从暗室到明亮的环境，起初感觉耀眼，稍后才能看清外界物体，是明适应，属于视觉感觉性降低的反应。

2. 心理适应　指个体感受到存在心理压力时，主动调整心态，科学认知压力源，摆脱或消除压力，恢复心理平衡的过程。如学会生活、张弛有度，认知并运用积极心理防卫机制或学习适合自我减压的心理疗法，促进身心平衡。

3. 社会文化适应　社会适应是指调整个人的言行举止，使之与各种不同群体，如家庭、社会规范、传统习俗相协调的过程。如护士的言行举止应符合护士的行为规范。文化适应是指调整个人的言行举止，使其与文化现象，包括物质文化、精神文化和方式文化相适应的过程。如敬畏生命是护理人员毕生追求的精神文化。

4. 技术适应　是指人类要不断掌握日新月异的科学文化技术以适应新的压力源。人们在使用文化遗产的基础上创造新的科学工艺和技术，以改变周围环境，控制自然环境中的压力源。值得关注的是，医护人员既要注重科技发展，学习新知识、新技术，又要注重照护对象的心理感受，实施有效的人文关怀。

五、压力与适应理论在临床护理中的应用

压力对健康的影响是双向性的。护士根据压力与适应理论，认知、评估自我及照护对象面临的压力源、承受压力的能力，实现自我适应与帮助护理对象适应压力，从而达到健康自我及健康照护对象的目的。

(一) 患者常见的压力源及护理

1. 环境陌生 包括自然环境和社会环境。护士应主动介绍医院环境及各种规章制度，营造良好的人际关系氛围，包括护患关系、医患关系、患患关系，促进患者适应医院环境。

2. 疾病威胁，缺少信息 包括来自生理病理的压力及在此基础上产生的心理压力。护士通过向患者介绍诊断、治疗、护理、预后等情况，提升患者对疾病的认知度；如果需要手术，向患者介绍医院开展手术及实施手术医生的技术成熟度，并帮助患者认识心理压力对手术过程及术后愈合的影响，以减轻患者心理压力，增强其康复信心。

3. 与外界隔离 主要是患者脱离了熟悉环境与人际关系而出现的压力。护士能预测到患者存在的压力，做到热情、真诚、细心、耐心、精心的护理。同时，主动与患者家属沟通，维系好社会支持系统，帮助患者适应。

4. 角色适应 每个个体担负着不同的社会角色，入院后可能存在角色强化、角色缺如、角色冲突、角色消退、角色异常等不利于治疗护理方面的心理因素，护士协助其进入适宜的患者角色，对配合医护治疗，与医护人员建立良好的关系，促进早日康复至关重要。

5. 自尊丧失 当患者自理能力下降、消失或遵医嘱暂时不能自理时，其自尊会不同程度受损，此时护士应注重心理疏导，尊重患者隐私权，及时满足患者心理需求。

(二) 护士工作中常见的压力源与舒缓方式

1. 护士工作中常见的压力源 主要包括以下 4 个方面。

(1) 工作环境复杂 医院是微生物与寄生虫聚集之地；是复杂人际关系存在的场所；是见证生命诞生与终止，冲击人的情绪与情感极限之处。

(2) 工作性质紧迫 护士在工作中经常面临各种困境，如急症抢救、新技术的开展以及各种疾病的威胁。患者病情变化多端，护士必须及时观察患者的病情，并做出反应，同时还要满足患者的各种需要，这些都会使护士产生工作压力。

(3) 工作负荷沉重 "健康所系，性命相托"，护士承载着融脑力体力劳动叠加的工作负荷，加上工作性质、时间的无序，容易搅乱正常的生理节律，对护士生理及心理功能、家庭生活和社交活动都会造成不良的影响。

(4) 人际关系复杂 护理中最主要的人际关系是护患关系及医护关系。护理对象是有生命、有情感的人，有自己特殊的生理、心理、社会文化需求，加上患者的频繁流动，这些都会增加护理人际关系的复杂性及处理难度，增加护士的工作压力。医护关系也是主要的压力源，医护协调上的矛盾及冲突，也会使护士产生工作压力。

2. 舒缓方式 积累心理资本是舒缓压力的有效举措。心理资本是指个体在成长和发展过程中表现出来的一种积极心理状态，是超越人力资本和社会资本的一种核心心理要素，是促进个人成长和绩效提升的心理资源。自我效能、希望、乐观和坚韧性是普遍认同的心理资本四因素，其与个体乐观进取、张弛有度、心态平和、科学认知、理性善思、意志坚强、敬佑生命及善于构筑防御体系等息息相关。同时，离不开组织为护士提供平等、互敬、互信的护理工作环境；为护士不断提升自我创造条件。再者，离不开患者的尊重、信任与理解。

目标检测

答案解析

一、选择题

【A1/A2 型题】

1. 马斯洛需要层次论对护理的意义不包括（　　）
   - A. 识别患者未满足的需要
   - B. 是评估患者资料的重要理论依据
   - C. 预测患者尚未表达的需要
   - D. 识别护理问题的轻、重、缓、急
   - E. 能更好地领悟和理解患者的言行

2. 某患者因急性上消化道大出血引发休克，医嘱记录患者 24 小时尿量，以了解其肾功能情况。急性上消化道大出血若扩容不畅，可能引发急性肾功能衰竭，主要说明了消化系统与泌尿系统之间具有（　　）
   - A. 整体性
   - B. 相关性
   - C. 动态性
   - D. 层次性
   - E. 目的性

【A3/A4 型题】

（3～4 题共用题干）

某患者被诊断为"原发性高血压Ⅱ期"，服药时断时续，经过护士耐心地讲解，患者认识到科学服用降压药的重要性。

3. 患者间断服药可能导致的（　　）风险与压力源有关
   - A. 身体性
   - B. 生物性
   - C. 生理病理性
   - D. 心理性
   - E. 社会文化性

4. 间断服药说明患者对原发性高血压缺少（　　）反应
   - A. 生理
   - B. 心理
   - C. 情感
   - D. 认知
   - E. 行为

二、简答题

请简要说明组成"人"这个系统的各要素之间存在的关系。

（郑春贵）

书网融合……

本章小结　　　微课　　　题库

第五章　护理程序

学习目标

1. 通过本章学习，重点把握护理程序的概念、步骤、护理诊断与合作性问题及医疗诊断的区别；护理程序的特点及临床意义。

2. 学会应用护理程序的方法指导护理实践；具有一定评估及分析照护对象需要、实施个性化护理的能力。

护理程序既是一种思想方法，又是一种科学的工作方法。目前已经广泛应用于临床护理、护理管理、护理教育、护理科研、护理理论等领域。护理程序包括护理评估、护理诊断、护理计划、护理实施及护理评价五个步骤。护士在护理程序的思想方法指导下，能预见问题、发现问题，验证问题，并应用护理程序的工作方法解决问题，为提高照护对象生活质量，乃至生命质量提供最优质的护理活动。

情境导入

情境描述　患者，男，60岁。有肝硬化病史12年，1小时前进食后突然出现恶心、呕吐，呕出咖啡色液体约800ml，伴头晕、心悸，急诊收住院。查体：BP 86/50mmHg，急性痛苦面容，面色苍白，四肢厥冷，剑突及右季肋缘下未触及肝脏肿大，肝区叩击痛（＋）。

讨论　1. 在以上情境中，该患者的主观资料和客观资料分别有哪些？

2. 请列出该患者的护理问题，并对首优护理问题制订护理计划。

第一节　概　述 🇪 微课

护理程序是以系统论、人类基本需要层次论、信息论、解决问题论等理论为基础，形成的一种系统而科学地指导、实施护理活动的思想及工作方法。护理程序的产生和应用提高了健康照护质量，推动了护理学程序化、科学化、专业化的发展。

一、护理程序的概念

程序是指一系列朝向某个特定目标的步骤或行动。护理程序是以促进和恢复照护对象的健康为目标所进行的一系列有目的、有计划的护理活动，是一个综合的、动态的、具有决策和反馈功能的过程。护士应用护理程序对照护对象进行主动、全面的整体护理，使其达到最佳健康状态。

二、护理程序的发展历史

1955年莉迪亚·海尔首先提出护理是一个程序过程。1961年，奥兰多在《护患关系》一书中首次使用了"护理程序"一词，并提出护理程序包括患者的行为、护士的反映和护理行动有效计划三个步骤。1975年罗伊等护理专家提出护理诊断这一概念。1977年，美国护士协会（American Nurse's Association，ANA）规定护理程序包括护理评估、护理诊断、护理计划、护理实施和护理评价五个步骤，并将其列为护理实践的标准，使护理程序走向合法化。

护理是一个程序过程在1977年被列为护理实践的标准，由美籍华裔李式鸾博士在20世纪80年代初期回国讲学时引入我国。1994年美籍华裔袁剑云博士开始在我国推广以护理程序为核心的系统化整体护理，2002年袁剑云博士又在我国介绍以护理程序为基本框架的临床路径，促进了护理程序在我国护理工作中的运用。

三、护理程序的特点

（一）组织性

护理程序是以照护对象健康为中心的有组织、有计划的护理活动，确保了护理的有序进行。

（二）决策性

护理程序是根据发现潜在和（或）现存健康问题及判断照护对象对健康反应的变化，护士通过"质疑""循证"做出决策，拟定特定目标，采取护理活动，并注重反馈的一个过程。

（三）系统性

护理程序是根据拟定目标，采取一系列促使特定目标达成的步骤或行动的过程。

（四）个体性

护理程序以预见、发现、验证及解决照护对象的健康问题，并对健康问题反应的结果做出判断，结合个体的生理、心理和社会需求，有序安排护理活动，充分体现以人为本的思想。

（五）动态性

护理程序的反馈功能，依据照护对象健康问题反应的变化，进行不断调整、及时采取相应措施，以减轻照护对象痛苦、提高生存质量，促使照护对象达到最佳健康状态。

（六）普遍性

护理程序适用于个体、家庭、社区、社会等"人"的不同层面；适用于老年护理、慢病管理、康复促进、安宁疗护等照护范畴；适用于医院、社区服务中心、妇幼保健院、康复机构等工作场所；另外，还被应用于护理管理、护理教育、护理科研、护理理论等领域。

（七）科学性

从理论上看，护理程序是借鉴了其他学科的理论基础结合护理理论及现代护理观而形成；从临床实践上看，护理程序的应用，使护理人员从事的护理活动更加严谨、有序。

四、护理程序的理论基础

护理程序以系统论、人的基本需要层次理论、信息交流论和解决问题论等作为理论基础。系统论构成了护理程序的理论框架；人的基本需要层次理论为评估照护对象的健康状态，预见照护对象的需要提供了理论依据；信息交流论则赋予护士与照护对象交流和沟通的知识和技巧，从而确保护理程序的顺利运用；解决问题论为确认照护对象的健康问题，寻求解决问题的最佳方案及评价效果，奠定了方法论的基础。各种理论相互关联，互相支持。

五、护理程序对护理实践的意义

（一）对照护对象的意义

照护对象是护理程序的核心，是直接受益者，护理程序的目的即围绕照护对象的健康提供更系统、全面、全程、个体化、高质量的健康照顾。

护理程序的应用过程，需要"护患"达成以照护对象"健康为中心"的共识，通过密切配合，促使照护对象健康恢复/维持/促进的同时，促进良好"护患"关系的建立。

（二）对护理人员的意义

护理程序的系统性、综合性、动态性决策过程，强化了护理的专业特点，强调了护士与医生的合作伙伴关系。护理程序需要护士应用相关理论、知识、技能，对照护对象现存和（或）潜在的健康问题进行独立判断，采取针对性护理方案，实施最佳的整体护理。因此，护理程序的应用促进了护理教育发展，拓展了护士素质内涵，提高护理质量和护士的自我效能感。

（三）对护理专业的意义

护理程序是护理专业化的重要标志之一，它规范了护理工作的方法，促进了护理专业的发展；护理程序为护理管理者提供了科学解决问题的方法，为护理质量评价标准的设定提供了科学依据；护理程序对护理教育的改革具有重要的指导性意义，促进教学模式发生根本的转变；护理程序推进了护理科研的发展。

第二节 护理程序的步骤

护理程序由护理评估、护理诊断、护理计划、护理实施和护理评价 5 个步骤组成，见图 5－1。

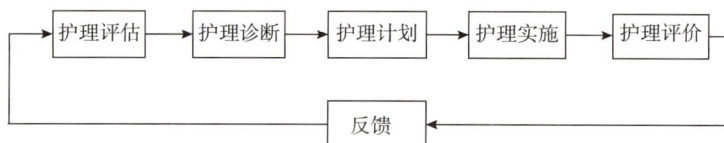

护理评估 → 护理诊断 → 护理计划 → 护理实施 → 护理评价 → 反馈

图 5－1 护理程序的基本步骤及相互关系

一、护理评估

护理评估是护士系统、全面地收集照护对象的资料并加以分析的过程。它具有连续性、动态性的特点，它贯穿于护理工作的始终。

（一）收集资料

护士通过与照护对象交谈、观察和护理体检、查阅相关资料等方法，有目的、有计划、系统地收集资料。

1. 收集资料的目的

（1）为正确确立护理诊断提供依据。

（2）为合理制订护理计划提供依据。

（3）为评价护理效果提供依据。

（4）为护理教学和科研积累资料，提供参考。

2. 收集资料的方法

（1）交谈　是获得照护对象主观资料的最常用的方法。指以语言方式，来交流各自的思想状态、观点、情况和感情的过程。是表达思想及情感的重要工具，是人际交往的主要手段。

交谈是一门艺术，技巧包括言之有物、言之有序、言之有礼。言之有物指交谈要有的放矢，这就要求护士应具备相应的专业素养；言之有序即交谈要有逻辑性、科学性，这样收集到的资料才能具有针对性、客观性；言之有礼即交谈时要讲究礼节礼貌。作为交谈的主导者，护士要注意营造一种和谐、愉快的交谈氛围，应遵循真诚、尊重原则，这有利于构建护患之间的感情桥梁，促进护患双方建立良好的人际关系。

（2）观察 是护士动态收集照护对象资料的重要手段。即护士通过视觉、触觉、听觉、嗅觉等感觉器官及辅助工具，获取照护对象生理、心理、精神、社会、文化等各方面资料的过程。一般先于交谈或与交谈同时进行，如观察到患者呈蹒跚步态向护士站走来。观察时应注意照护对象的症状、体征、精神状态、心理反应，特别是照护对象的非语言表现，有助于确定、修改、补充护理计划。

（3）护理体检 指护士应用视诊、触诊、叩诊、听诊、嗅诊等方法，对照护对象进行全面的体格检查。护理体检的侧重点放在护理评估出现问题方面。

（4）查阅 查阅患者的病历（门诊和/或住院、转院病历）及文献资料等。

3. 资料的来源

（1）直接来源 照护对象是资料的主要来源，照护对象提供的资料是其他途径无法得到的。只要照护对象意识清楚，沟通无障碍，健康状况允许就应成为资料的主要来源。通常照护对象可以提供准确的主观资料，但某些因素可以影响资料的准确性，如沟通的环境可能导致照护对象隐瞒事实。

（2）间接来源 ①与照护对象有关的人员：如亲属、朋友、同事等，他们是次要资料的来源。当照护对象处于语言障碍、意识不清、智力不全、精神障碍而无法提供资料时，护理人员需要从照护对象的亲属及有关人员处获得资料。②其他医务人员：包括医生、护士和健康保健人员等，都可以提供资料。③照护对象的医疗记录：照护对象既往病史和现有疾病的情况、辅助检查的资料（如各种实验室检查、病理检查等）。④医疗护理文献：各种医疗护理文献可以为照护对象的病情判断、治疗和护理提供理论依据。

4. 资料的种类

（1）按照资料的来源划分 分为主观资料和客观资料。①主观资料：多为照护对象的主观感觉，即主诉。包括照护对象所经历、所感觉、所思考、所担心的内容，如"我感到担心""我头疼""我不想吃东西"等。②客观资料：指护理人员通过观察、护理体检以及借助医疗仪器检查所获得的资料，如面色苍白、心律失常、血糖11.1mmol/L等。

（2）按照资料的时间划分 分为既往资料和现时资料。①既往资料：指照护对象过去与健康有关的资料，包括既往史、手术（创伤）史、过敏史等；②现时资料：指照护对象现在与疾病有关的状况，如精神状况、生命体征、皮肤黏膜状况等。

5. 资料的内容 包括生理、心理、社会、文化、精神、经济等方面内容。

（1）一般资料 包括姓名、性别、年龄、民族、职业、婚姻状况、文化程度、宗教信仰、家庭住址、联系方式及联系人、医疗费用支付形式、入院方式、收集资料的时间等。

（2）现在健康状况 包括主诉、用药情况、此次就诊的阳性体征及主要阴性体征。

（3）既往健康状况 包括既往患病史、家族史、手术（外伤）史、过敏史、传染病史、月经史和婚育史等。

（4）护理体检 主要项目包括身高、体重、生命体征、意识、瞳孔、皮肤、口腔黏膜、四肢活动度、营养状况及心、肺、肝、肾的主要阳性及阴性体征等。

（5）实验室资料及其他辅助检查资料。

（6）心理社会状况 包括对疾病的认知、希望达到的预期效果、人格特征、自我意识和工作环境等。

(二) 整理资料

整理资料是对收集到的资料进行核实、筛选、分析和记录的过程。

1. 资料核实 为保证所收集的资料真实、准确，需要对其进行核对、确认。如"我感觉发烧"，通过测量体温，核实体温情况；如"我睡眠不好"，则详细询问入睡时间、睡眠时长、睡眠中途是否易觉醒、醒后入睡情况等。

2. 资料筛选 通过各种方法收集到的照护对象资料较繁杂，需要进行加工、筛选，根据不同的方法，对资料进行整理，以便能迅速找到现存或潜在的健康问题，并可避免资料的遗漏。下面介绍几种常用方法。

(1) 按照马斯洛需要层次进行整理分类 ①生理需要：如收集到的生命体征资料。②安全的需要：如对疾病的担心。③爱与归属的需要：如住院期间缺少家人的陪伴。④尊重的需要：如隐私的暴露。⑤自我实现的需要：如患者角色与其他社会角色的冲突。

(2) 按戈登的功能性健康型态整理分类 ①健康感知－健康管理型态：指照护对象对自己健康状态的认知及对健康管理控制能力，如糖尿病患者对管住嘴、迈开腿的知行合一。②营养－代谢型态：营养物质的代谢、液体消耗情况及局部营养供情况等，如食物摄入种类、体重减轻或增加、咀嚼或吞咽困难等。③排泄型态：指排便、排尿及皮肤排泄状况，如每日排便或排尿的次数、颜色、量及性状有无异常或影响因素等。④活动－运动型态：指照护对象的活动、运动、娱乐与休闲情况，如沐浴更衣等生活自理能力情况。⑤睡眠－休息型态：指照护对象睡眠、休息及精神放松的状态；如有无入睡困难、易醒、失眠等睡眠异常及其影响因素，需服用安眠药才可入睡。⑥认知－感知型态：指照护对象的认知及感官功能。包括思维逻辑认知情况、学习运用知识等方面出现的问题，利用视觉、触觉、听觉、嗅觉、味觉、本体等感觉器官获得信息能力，照护对象有无疼痛及疼痛部位的程度、性质、持续时间等。⑦自我认识－自我概念型态：指照护对象对于自我价值与情绪状态的信念与评价，如感觉自我如何、有无焦虑等情绪状态。⑧角色－关系型态：指照护对象从事的角色任务及其人际关系互动情况，如角色及适应情况、婚姻状况、有无父母或亲属等支持系统、社会交往情况、经济状况能否满足个体需要等。⑨性－生殖型态：指照护对象的性态度及生殖器官功能，如性生活满意度，女性月经、生育史，性别角色认同等。⑩应对－应激耐受型态：指照护对象的压力程度、应对压力、调节压力的能力状况，如手术前感觉紧张及如何调节、近期主要生活变化及如何应对问题的解决方法。⑪价值－信念型态：指照护对象的价值观、信念。如有无宗教信仰，出现健康问题后是否影响其信念及价值观的改变，疾病痊愈后是否更加珍惜爱护生命。

(3) 按北美护理诊断协会的人类反应型态分类 ①健康促进：指照护对象功能正常的意识或完好状态以及继续控制或增强完好状态或功能正常的对策，如健康维护能力低下。②营养：指照护对象营养素的摄入、吸收和运用，营养素满足照护对象的活动或生理需要和健康的能力，如无效性婴儿喂养型态。③排泄：指照护对象分泌和排泄机体废物的能力，如便秘。④活动/休息：指照护对象能量的产生、转化、消耗或平衡，如失眠型态紊乱。⑤感知/认知：指照护对象对信息的感觉、整合及反应的能力，如语言沟通障碍。⑥自我感知：指照护对象对自我认识的感觉、整合及反应的能力，如有个人尊严受损的危险。⑦角色关系：指照护对象建立或维持人际关系的方式和能力，如父母角色冲突。⑧性/生殖：指照护对象的性别认同、性功能和生殖，如性功能障碍。⑨应对/应激耐受性：指照护对象处理生活事件、环境变化的能力，如创伤后综合征。⑩生活准则：指照护对象针对生活事件的个人观点、行为方式及所遵循的原则，如抉择冲突。⑪安全/防御：指照护对象避免危险、机体损伤或免疫系统的损伤，保障安全，如有皮肤完整性受损的危险。⑫舒适：指照护对象精神、身体和社会的完好状态和放松状态，如慢性疼痛。⑬成长/发展：指照护对象机体和器官的生长与年龄相适应，如生长发育迟缓。

3. 资料分析 根据筛选情况进行分析，提出护理诊断。

4. 记录资料 将所获得的资料完整记录。在记录时要注意以下几点：①应遵循全面、准确、客观、及时的原则，符合医疗护理文件的书写要求；②为保证资料的真实性，尽量用照护对象自己的语言，并加引号；③记录客观资料要用专业的医学术语，且准确；④记录时字迹清晰，简明扼要，避免出现错别字、繁体字等。

💡 **知识链接**

知晓体脂率，健康你我他

"共建共享，全民健康"是"健康中国 2030"规划纲要的战略主题之一。知晓体脂率，是健康体重的践行，是预防脂肪肝、心脏病、糖尿病、肾衰竭及呼吸系统疾病的科学方法。一般而言，成年人的平均体脂率男性为 15% ~ 18%，女性为 20% ~ 25%。检测体脂率的粗略方法：体脂率 = (a − b) ÷ 体重 × 100%，a = 腰围 (cm) × 0.74，b 有女性、男性之分，女性 b = 体重 (kg) × 0.082 + 34.89，男性 b = 体重 (kg) × 0.082 + 44.74。要获得精准的体脂率，需要使用体脂仪测量或通过骨密度仪测量。

二、护理诊断

护理诊断是护士对评估结果进行分析和判断的过程。护理诊断为护理计划的制订提供了依据，为护理活动的实施和评价奠定了基础。

（一）护理诊断的定义

护理诊断是关于个人、家庭、社区对现存和（或）潜在的健康问题或生命过程反应的一种临床判断，是护士为达到预期结果选择护理措施的基础，属于护士的工作范畴。

（二）护理诊断的组成部分

北美护理诊断协会（North American Diagnosis Association，NANDA）的护理诊断由名称、定义、诊断依据、相关因素四部分组成。

1. 名称 是对照护对象健康状态或疾病反应的概括性描述。护理诊断分为现存的、危险的及健康的 3 种类型。

（1）现存的护理诊断 指用于个人、家庭或社区对健康状况或生命过程反应的描述。如腋下温度 >37℃时，诊断为"体温过高"。

（2）危险的护理诊断 指用于个人、家庭或社区对健康状况或生命过程可能出现反应的描述。这类护理诊断一般存在增加易感性的危险因素。如白血病患者化疗后白细胞质和量均下降，极易发生感染，诊断为"有感染的危险"。

（3）健康的护理诊断 指用于个人、家庭或社区具有加强健康以达到更高水平潜能的描述。如高血压患者学会自我管理，血压波动在 130 ~ 110/80 ~ 70mmHg，诊断为"有自我健康管理改善的趋势"。

2. 定义 是对护理诊断名称的一种清晰、正确的表达，并以此与其他诊断相鉴别。如体温过高的定义为：个体处于体温高于正常范围的状态。

3. 诊断依据 是指做出护理诊断的临床判断标准。是确定护理诊断成立时必须存在的症状、体征及有关病史。诊断依据分为主要依据和次要依据。

（1）主要依据 是形成护理诊断时，必须存在的症状、体征及有关病史，是护理诊断成立的必要条件。

（2）次要依据 指形成护理诊断时，可能出现的症状、体征及有关病史，对护理诊断起支持作用，是诊断成立的辅助条件。

举例 体液过多

（1）主要依据 腹水。

（2）次要依据 体重增加/液体摄入量多于排出量。

4. 相关因素 是指影响个体健康状况的直接因素、促发因素或危险因素。常见的相关因素包括以下5方面。

（1）病理生理因素 指与病理生理改变有关的因素。如"体液过多"的相关因素可能是肝硬化。

（2）心理因素 指与照护对象心理状况有关的因素。如"语言沟通障碍"可能是癔症患者的一种临床表现。

（3）治疗因素 指与治疗措施有关的因素。如"有跌倒的危险"可能是由于服用抗高血压药盐酸哌唑嗪易引发体位性低血压。

（4）年龄因素 是指与年龄相关的各方面因素，包括认知、生理、心理、社会、情感的发展状况。

（5）情境因素 即涉及环境、生活经历、生活习惯、角色等方面的因素。如"营养失调：低于机体需要量"可能是崇尚"骨感"的认知从而节食所致。

（三）护理诊断的陈述

护理诊断的陈述包括三要素，即问题（problem，P）、相关因素（etiology，E）、症状与体征（signs and symptoms，S），又称 PSE 公式。常见的陈述方式有三种。

1. PSE 公式陈述方式 多用于陈述现存的护理诊断。例如，气体交换受损（P）：发绀、呼吸困难（S），与慢性阻塞性肺疾病有关（E）。

2. PE 公式陈述方式 多用于陈述危险的护理诊断。例如，有皮肤完整性受损的危险（P）：与长期卧床有关（E）。

3. P 陈述方式 适用于陈述健康的护理诊断。例如，母乳喂养有效（P）

（四）医护合作性问题——潜在并发症

临床实践中存在因脏器的病理生理改变所致的潜在并发症，这些并发症有些通过护理措施干预或处理即能解决，属于护理诊断的范畴；有些是护士不能预防和独立处理，需要与医生共同合作解决的，称为合作性问题。对于合作性问题，护士在有效执行护理方案，减少或避免并发症发生的同时，需要密切观察患者病情变化，做到及早发现，及时告知医生，并配合医生共同处理，挽救患者生命。如潜在并发症：出血。手术后密切观察患者伤口纱布有无渗血及患者的全身情况。

医护合作性问题的陈述方式是"潜在并发症：……"。例如，潜在并发症：心律失常。潜在并发症简写 PC，故可以陈述为"PC：窒息"。医护合作性问题与护理诊断的区别见表5-1。

表5-1 护理诊断与医护合作性问题的区别

项目	护理诊断	医护合作性问题
描述内容	对个人、家庭、社区的健康问题/生命过程反应的一种临床判断	个体脏器的病理生理改变所致的潜在并发症
护理措施	减轻或消除病痛，促进健康	预防监测并发症的发生，观察病情变化，医护共同干预
预期目标	需要提出预期目标	不需要，不是护理职责范围内独立解决的
决策者	护理人员	医护双方
陈述方式	胸痛：与心肌缺血、缺氧有关	潜在并发症：心律失常

（五）护理诊断与医疗诊断的区别

医疗诊断是用于确定一个具体疾病或病理状态的医疗术语，它与护理诊断具有不同的含义，主要区别见表 5 – 2。

表 5 – 2 护理诊断与医疗诊断的区别

项目	护理诊断	医疗诊断
研究对象	对个人、家庭、社区的健康问题或生命过程反应的一种临床判断	对人体病理生理变化的一种临床判断
描述内容	描述个体对健康问题的反应	描述一种疾病
职责范围	属于护理职责范围	属于医疗职责范围
适用范围	适用于个人、家庭、社区的健康问题	适用于个体的疾病
数量和变化情况	可有多个诊断，随照护对象反应的变化而不断变化	一般只有一个，在疾病过程中保持不变
决策者	护理人员	医疗人员
举例	急性疼痛 、胸痛：与心肌缺血、缺氧有关	冠心病

（六）书写护理诊断的注意事项

1. 使用统一的护理诊断名称 使用 NANDA 认可的统一护理诊断名称。一项护理诊断只针对一个健康问题，如气体交换受损针对的健康问题是低氧血症。

2. 正确陈述和明确相关因素 陈述时通常使用"与……有关"的方式，但对有关"知识缺乏"的护理诊断的陈述，应采用"知识缺乏：缺乏……方面的知识"，如"知识缺乏：缺乏骨折后功能锻炼的知识"。在明确相关因素时，必须找出导致健康问题的原因，陈述时与注意与相关因素的 5 方面因素相吻合，避免与临床表现相混淆。

3. 贯彻整体护理观念 患者的诊断、依据、相关因素都应包括照护对象生理、心理、社会各方面，以体现整体护理观念。

4. 避免混淆的内容 避免与护理措施、医疗诊断、医护合作问题相混淆。

5. 避免使用可能引起法律纠纷的语句 如"皮肤完整性受损：与护士未按时翻身有关"等极易引发法律纠纷。

三、护理计划

护理计划是针对护理诊断制订的具体护理措施，是护理行动的指南。包括排列护理诊断的顺序、确定预期目标、制订护理措施、护理计划成文等四个方面。

（一）排列护理诊断的优先顺序

护理问题往往不是单一存在，为便于照护对象健康问题能及时、有效解决，在计划阶段首先应根据轻、重、缓、急排列出问题解决的先后顺序，保证问题的有序解决。

1. 护理问题的分类 根据护理问题的重要性和紧迫性将护理问题进行分类。

（1）首优问题 指威胁生命，需要立即解决的问题。如急性意识障碍、心输出量减少、清理呼吸道无效、气体交换受损等问题。

（2）中优问题 指虽然不直接威胁患者的生命，但造成照护对象身心痛苦，严重影响其健康的问题，如皮肤完整性受损、便秘、焦虑、无望感等。

（3）次优问题 指个人在应对发展和生活变化时所遇到的问题。如无能为力感、角色冲突等，同样需要护士给予帮助解决，使其达到最佳健康状态。

首优、中优、次优问题是相对的，在护理过程中可以发生改变，需要随时观察护理效果及病情变化，当威胁生命的问题得以解决后，新的问题或原来的中优、次优问题可以成为"首优问题"。如"清理呼吸道无效"属于首优问题，当促进咳嗽排痰或通过雾化吸入、拍背、吸痰处理后，首优问题得到解决，中优问题"气体交换受损"凸显出来，即为目前的首优问题。

2. 排列优先顺序的原则及注意事项

（1）优先解决危及患者生命的问题。

（2）按需要层次理论进行排序。先解决最低层次问题，后解决高层次问题，必要时适当调整。如临终患者，爱与归属的问题可以优于生理问题。

（3）注重照护对象的主观感觉，满足照护对象的需求。如临床患者有"不插管，不过渡抢救"的诉求时，届时应满足其需求，保证其有尊严地离开。

（4）潜在的问题　一般现存问题优先解决，但如果潜在的问题性质严重，会危及患者的生命时，应列为首优问题。如大面积烧伤的患者，"有休克的危险"应列为首优问题。

（二）制定护理目标

护理目标又称预期目标，指期望照护对象接受护理后能达到的健康状态，包含功能、认知、行为及情感等方面。目标是评价的标准，是针对诊断而提出的，每个护理诊断都应有相应的目标。

1. 目标的种类　可分为长期目标和短期目标。

（1）短期目标　指在较短时间内（一般指1周内）可达到的目标。如1周内新生儿体重增加50g。

（2）长期目标　指需要较长时间（1周以上）才能实现的目标。长期目标往往需要一系列短期目标才能实现。如患者出院前能说出服用抗高血压药的注意事项。

2. 目标的陈述方式　预期目标的陈述为：主语、谓语、行为标准、条件状语和评价时间。

（1）主语　指照护对象或照护对象的一部分。如患者、患者的体温等。在目标陈述中，照护对象作为主语可以被省略。

（2）谓语　是行为动词，指主语将要完成且能被观察到的行为。

（3）行为标准　指主语完成行为所要达到的程度，包括时间、距离、速度、次数等。

（4）条件状语　是指主语在完成某行为时所处的条件状况，不一定在每个目标中都出现。

（5）评价时间　指照护对象应在何时达到目标中陈述的结果，即此阶段应对目标进行评价。

例1　4日后　　　患者（可省略）　　借助双拐　　行走　　100米
　　　评价时间　　主语　　　　　　条件状语　　谓语　　行为标准

例2　出院前　　　产妇　　　　　　学会　　　　给新生儿洗澡
　　　评价时间　　主语　　　　　　谓语　　　　行为标准

例3　住院期间　　脑血栓患者的皮肤　保持　　　　完整
　　　评价时间　　主语　　　　　　谓语　　　　行为标准

3. 目标陈述的注意事项

（1）目标应以照护对象为中心　目标的主语是照护对象及其一部分。目标是期望照护对象接受护理后发生的改变，是护理活动的结果，而非护士行为或采取的护理措施。如"住院期间教会患者胰岛素的自我注射技术"应改为"出院前患者学会自我注射胰岛素"。

（2）目标应有针对性　一个目标只能针对一个护理诊断，但一个护理诊断可以有多个护理目标。

（3）目标应可测量、可评价　目标中的行为标准应具体，避免使用含糊不清、不明确的词句，如减少、增强、了解、适量等语句。例如，"2日内患者了解有关预防心绞痛发作的知识"，应改为"2日内患者复述出预防心绞痛发作的知识"。

（4）目标应切实可行　确定护理目标应考虑照护对象的身心状况、智力水平、既往经历、经济条件、社会支持系统及医院、护士的条件。如上消化道大出血后患者有"活动无耐力"的问题，拟定预期目标"1周后爬4层楼不感到心慌"即不切实际。

（5）目标应注重互动性　鼓励照护对象积极参与目标制定，可以提升照护对象对健康管理的认知，促使其成为自我健康的第一责任人。

（6）潜在并发症的目标　潜在并发症是合作性问题时，护理干预往往无法阻止其发生，护士的主要任务在于通过监测及早发现并发症的发生，及时告知医生，医护合作实施针对性处理。因此，潜在并发症的目标可以陈述为："并发症被及时发现并得到及时处理"。

（三）制定护理措施

护理措施又称护理干预，是护士帮助照护对象实现预定目标所需采取的具体方法。制定护理措施是护理人员依据自身的专业知识和实践经验，围绕照护对象的护理诊断，运用评判性思维做出的综合决策过程。

1. 护理措施的分类

（1）独立性护理措施　指护士科学地运用护理知识和技能，独立进行的护理活动，包括6个方面。①生活照护：帮助或协助不能或部分不能自理的照护对象完成日常自理活动，如进食、洗漱、如厕等。②治疗处置：如吸痰、给氧、降温等治疗性护理措施。③密切观察病情变化：对照护对象病情进行严密观察，如昏迷患者的神志、意识、生命体征、皮肤完整性等。④心理护理：对照护对象的心理反应进行监测和观察，提供心理支持。如告知术前患者手术流程、手术成熟程度、主刀医生的技术等，可让患者减少术前担忧程度。⑤为照护对象及其家属提供健康教育，如高血压患者的饮食、运动、戒烟限酒、心理调适及睡眠等。⑥制订出院计划。

（2）合作性护理措施　指护士与其他医务人员相互合作进行的护理活动。如护士与医生、营养师共同讨论糖尿病患者的饮食计划。

（3）依赖性护理措施　指护士遵照医嘱执行的护理活动。如记录24小时出入量、遵医嘱给药等。

2. 制定护理措施的注意事项

（1）护理措施必须具有科学性　护士应以循证护理为基础，运用最新的科学证据，结合个人技能和临床经验，充分考虑照护对象的需要，选择并制定适宜的护理措施。

（2）护理措施应有针对性　护理措施要针对护理诊断及护理目标而制定。如患者护理诊断是"气体交换受损"，护理目标是"入院4小时患者能平卧"，针对性护理措施是强心、利尿、吸氧等。

（3）护理措施应切实可行、因人而异　相同的护理目标，因不同的照护对象而不同。护理措施制定应遵循个体化原则。如护理目标均为"入院4小时患者能平卧"，一位患者是因为左心衰竭导致气体交换受损，另一位患者是因为哮喘持续状态，导致低效性呼吸型态，护理措施迥然不同。

（4）护理措施应明确、具体、全面　护理措施要明确执行时间、具体内容、方法，便于措施的执行和检查。如检测住院患者餐后血糖，除抽取空腹血外，还需要在餐后半小时、1小时、2小时、3小时各抽血1次，进行检测。

（5）护理措施要以保证照护对象安全为前提　如用药的安全、功能锻炼的安全等。

（6）应与其他医疗措施保持一致　制订措施时应参阅医嘱和相关记录，意见不同时应与其他医护人员协商，达成共识。

（7）鼓励照护对象参与制定护理措施。

（四）书写护理计划

护理计划是将护理诊断、目标、措施等按一定规格组合而形成的护理文件。各家医疗机构书写护理计划的格式不尽相同，一般包括护理诊断、预期目标、护理措施及效果评价等内容。书写护理计划能为照护对象明确健康问题的轻、重、缓、急，帮助照护人员明确护理工作重点，确立预期护理目标，制定能完成预期护理目标的护理措施，为护士的护理工作提供行动指南。护士书写护理计划前，要先独立思考，做出决策和判断后，根据标准护理计划，选择合适的项目。

1. 标准护理计划 是为节省护士用于文书处理的时间，根据病种不同制订出相应的标准护理计划。护士在护理同种疾病的照护对象时，可以此为参照，从中选择适合的内容。遇到未涵盖的内容时，可对标准计划加以补充、完善，以适用个体化的需要。

2. 个体化的护理计划 是根据照护对象的具体情况制订的护理计划。

四、护理实施

护理实施是将护理计划付诸实践的过程。通过实施可以解决护理问题，并可以验证护理措施是否切实可行。实施过程包括实施前准备、实施和实施后记录三个部分。

（一）实施前准备

照护对象的情况是不断变化的，实施前应再评估。如果发现计划与照护对象目前的情况不符合，应立即修改，执行护理措施前护理人员应了解自己的知识储备及技术水平是否能胜任实施要求，以便寻求帮助。护理操作前应预测操作带来的风险及可能出现的并发症，做好防范措施，避免或最大程度减少对照护对象的损害，保证操作安全。对实施时需要的人员、设备、物品、时间及环境应充分评估，并合理安排。因此，护士在执行护理计划前，首先要思考以下五个问题，即"五个 W"。

1. 做什么（what） 再次评估患者状况，并回顾已制订好的护理计划，确保计划里的护理措施内容是符合照护对象的情况的、安全的、科学的。为提高护理工作效率、确保护理计划的有序进行，护士需要将给照护对象的护理措施组织好。如护士按照护理计划为乳腺癌患者进行术前留置导尿时，发现照护对象因担心术后切除乳房而自卑、焦虑，此时，护士应及时改变护理计划，需要先对患者进行心理护理及心理疏导，然后再进行留置导尿。

2. 谁去做（who） 每项护理措施由护士自己做，还是需要家属或其他医务人员辅助完成，共需人数是多少。一般情况下，护理计划所需人员情况包括：①护士本人，由制订护理计划的护士一人来完成，如为高热照护对象进行物理降温；②其他护士、医生及营养师等医务人员，如为高热照护对象进行药物降温时，需要医生下医嘱后，由护士完成给药操作；③照护对象或家属，如护士为照护对象进行鼻饲时，当鼻饲管插入咽喉部位时，需要照护对象做吞咽动作配合完成操作。

3. 怎么做（how） 要考虑实施时需要用到哪些设备和操作技能，对所需设备使用方法是否掌握，所需技能操作是否娴熟。此外，还要考虑到操作过程的注意事项及可能出现的突发状况。如为照护对象进行大量不保留灌肠时，出现便意或灌肠液流速减慢应如何处理。护士要在实施前及时请求协助、查阅资料、补充相应的知识。

4. 何时做（when） 根据照护对象的健康状态、具体情况，选择适宜的时间执行措施。如对糖尿病患者进行健康教育时，要在其情绪稳定、身体状况良好时进行，有利于达到良好效果。

5. 何地做（where） 确定护理计划实施的场所十分重要，不同的护理措施可能需要不同的环境。如为照护对象进行的操作涉及暴露隐私的，要注意保护好患者隐私，有些操作需要在处置室或换药室完成。

（二）实施

实施指执行护理措施，应将所计划的护理活动集中安排，组织落实。执行过程中与其他医务人员协调配合，保持医疗活动与护理活动的统一。注重与照护对象沟通，适时给予支持、安慰和健康教育。不要机械地完成实施任务，根据照护对象的特点个体化地实施护理，要认真观察照护对象的反应，注意有无新的健康问题发生，根据照护对象的反应和变化灵活处理、及时评价，为进一步修正护理计划提供资料。

主要的实施方法包括以下 3 个方面。①护理操作：护士采用各种护理操作技术执行护理计划，如静脉输液、导尿术、灌肠法、雾化吸入等。②护理管理：将护理计划里的内容进行排序，为确保护理措施的有效进行，必要时可委托其他医护人员执行措施，让照护对象最大程度受益。③健康教育与咨询：对照护对象进行疾病预防、治疗、护理等方面的教育，鼓励照护对象进行自我护理或协助其进行护理。护士要及时接触照护对象健康问题的疑问，帮助其减轻现存的心理压力及身体负担，以促进其健康。

（三）实施后记录

护理记录是一项重要工作，应及时、准确地记录照护对象的健康问题及病情变化，描述要求客观、简明扼要、重点突出，使用专业术语，不得漏记及涂改。

1. 记录的目的　①描述照护对象被照护期间的全部经过；②便于其他护理人员查看照护对象的情况；③作为护理工作效果与质量检查的评价依据；④为护理教学、研究提供原始资料；⑤为处理医疗纠纷提供依据。

2. 记录的内容　护理记录的主要内容包括：实施护理措施后照护对象的反应，护士观察到的护理效果；照护对象出现的新的健康问题，采取的相应治疗及护理措施；对照护对象身心状态的评价等。

3. 记录的格式　护理记录的方式有多种，比较常用的如下。

（1）以问题为中心的记录（SOAPIE）格式　按照主观资料（S）、客观资料（O）、评估（A）、计划（P）、实施（I）、评价（E）的格式进行记录。

（2）要点记录（DAR）格式　记录中包括资料（D）、措施（A）和反应（R）。

（3）问题、干预、评价系统记录（PIE）格式　又称评估（A）、问题（P）、干预（I）、评价（E）系统记录表格。

（4）问题、措施、结果（PIO）记录格式　是我国最常采用的记录方法，见表 5－3。

表 5－3　护理记录单

姓名：　　　　科别：　　　　床号：　　　　住院号：

日期	时间	护理记录（PIO）	签名
2022－6－6	9：00	P. 气体交换受损：与肺气肿引起的有效通气面积减少和肺部感染有关。 I. 1. 持续低流量单侧鼻导管给氧，2L/min。 　2. 严密监测生命体征及 SPO_2 变化，及时采集血气分析，并立即送检，以免影响检测结果。 　3. 遵医嘱予以头孢曲松钠 4g 每天两次静脉滴入，保证准确及时用药，注意观察药物副作用。	王红 李华
2022－6－12	10：00	O. 患者胸闷憋气、呼吸困难消失，感到舒适。	

五、护理评价

护理评价是护理程序的最后一步，是将实施护理计划后护理对象的健康状态与预期目标进行比较，根据评价标准对护士执行护理程序的效果、质量做出评定的过程。

（一）评价的方式

1. 护士自我评定。护士针对照护对象完成护理措施后，按照评价标准进行自我检查，包括照护对象反应及家属意见等。

2. 护理查房。护理查房是评价护理效果的最基本、最主要的护理活动之一，能及时评价护理效果，促进护理工作质量改进。

3. 护士长、护理教师、护理专家的检查评定。包括护理质量评价、会诊、护理病历讨论等方式。

4. 医院质量控制委员会检查。

（二）评价的内容

1. 组织管理评价 主要评价组织管理方面对预期目标达成的作用。

2. 护理过程评价 评价护士进行护理活动的行为过程是否符合护理程序的要求。护理评价贯穿护理程序始终，是对护理评估、护理诊断、护理计划、护理措施每个环节都要进行及时评价。通过评价及时发现问题、修订计划、改变措施，直至真正解决照护对象的护理问题。

3. 护理效果评价 是评价中最重要的部分，评价护理对象身心健康状况是否达到了预期目标。

（三）评价的步骤

1. 收集资料 收集执行护理措施后照护对象目前健康状态的资料。

2. 判断效果 按照评价标准，评判预期目标的达成程度。衡量目标实现与否的程度包括目标完全实现、目标部分实现、目标未实现三种。

如：预定目标为"患者1周后能自我注射胰岛素"，1周后的评价结果如下。

患者规范操作，完成了自我注射胰岛素——目标实现。

患者除定位不准确外，其余操作规范——目标部分实现。

患者不能规范操作———目标未实现。

3. 分析目标未实现的原因 通常从以下几方面进行分析。

（1）所收集的资料是否真实、正确、全面。

（2）护理诊断是否正确。导致出现这类问题的原因常包括：①资料收集有误；②没有严格按照诊断依据提出护理诊断；③相关因素不正确；④混淆了"有……的危险"的护理诊断和实际存在的"潜在并发症"。

（3）制定的目标是否正确，是否具有针对性、切实可行。如目标超出护理专业范围，超出护士或患者的能力和条件，则目标无法实现。

（4）护理措施是否恰当，执行是否有效。

（5）患者的病情是否发生了变化。

（6）患者及家属是否配合。

4. 重审护理计划 护理计划不是一成不变的，需根据照护对象情况的变化而变化。

（1）停止 对已经完全实现的护理目标，也就是照护对象的护理问题得到完全解决，需停止原有的护理计划和护理措施。

（2）继续 护理目标和护理措施正确，但护理问题只改善部分，未彻底解决的，需继续执行计划。

（3）修订 护理目标部分实现和未实现的护理诊断，要分析、寻找原因，及时修正不恰当的护理诊断、护理目标、护理措施。

（4）取消 原认为存在的问题，经过分析或实践验证不存在，则应予以取消。

（5）增加 在评价过程中出现了新的健康问题，应将护理诊断、预期目标和护理措施添加到护理计划中。

目标检测

答案解析

一、选择题

【A1/A2 型题】

1. 下列属于情景相关因素的是（　　）

　　A. 与心肌缺血、缺氧有关　　B. 与气管插管有关　　C. 与机体老化有关

　　D. 与环境陌生有关　　E. 与糖皮质激素的副作用有关

【A3/A4 型题】

（2 ~ 4 题共用题干）

患者，女，34 岁，支气管哮喘发作已持续 24 小时，大汗淋漓，发绀，端坐呼吸，两肺闻及散在的哮鸣音。

2. 护士评估后首先应解决的护理问题是（　　）

　　A. 低效性呼吸型态　　B. 气体交换受损　　C. 自主呼吸受损

　　D. 有体液不足的危险　　E. 恐惧

3. 6 小时后患者能平卧，呼吸困难缓解，针对首优问题评价后的处理方案是（　　）

　　A. 停止　　B. 取消　　C. 继续

　　D. 修订　　E. 保留部分增加新诊断

4. 下列属于护理措施的是（　　）

　　A. 支气管平滑肌解痉　　B. PaO_2 升高，CO_2 分压降低

　　C. 执行治疗方案有效　　D. 继续使用 β 激动剂吸入

　　E. 患者呼吸困难缓解

二、病例分析题

患者，男，54 岁。4 小时前突然大量呕血伴黑便急诊入院。今日午餐进油炸食物后突然呕血约 1000ml，解黑便 3 次，每次 300 ~ 500ml；伴疲乏、无力。有"肝硬化"病史已 5 年。查体：体温 37.3℃，脉搏 120 次/分，呼吸 20 次/分，血压 86/58mmHg。神志清楚，情绪紧张，实验室检查：红细胞 3.6×10^{12}/L，血红蛋白 80g/L，白细胞 12×10^9/L。初步诊断：上消化道出血，肝硬化。

1. 简述该病例中的主观资料和客观资料。

2. 用三段式陈述法（即 PSE 公式）列举出 2 项护理诊断。

（李　雪　宋思源）

书网融合……

本章小结　　　　微课　　　　题库

第六章　评判性思维、循证护理与临床路径

PPT

◎- 学习目标

1. 通过本章学习，重点把握评判性思维的概念及在护理工作中的应用；循证护理的内涵及步骤；临床路径的内涵和实施步骤；评判性思维的特点、层次、组成要素；循证护理的特点；临床路径的特点和意义。

2. 学会用评判性思维来认识、分析问题，在工作中进行循证护理，实施临床路径，为患者提供优质护理活动；具有用评判性思维评估患者需要满足程度的能力，应用循证护理实施最佳护理，促进患者处于动态身心平衡状态。

社会的发展、数字化时代的到来、护理事业的不断发展，都要求护士在运用护理程序指导和实施护理活动时，能准确分析和判断患者的具体情况，以便做出恰当的决策。评判性思维是护理人员面对复杂问题时进行正确反思与抉择的重要工具；循证护理是将当前最好的研究证据、临床经验和患者意愿完美结合，进而为患者制订最佳护理计划；临床路径对单病种进行标准化管理，是提供高效率、高品质护理活动，节约医疗成本、合理运用资源的有效措施。综合学习和掌握评判性思维、循证护理和临床路径，是护理人员将来有效解决护理实践中各种复杂问题，提高护理质量，促进护理专业建设的必要基础。

≫ 情境导入

情境描述　某患者因"骨盆微小裂纹"入院。护士小美为其测血压为 90/60mmHg，查阅半小时前门诊所测血压为 100/70mmHg，怀疑患者有内出血情况，立即再次为患者测量血压，结果降为 80/50mmHg。患者自述无明显不适，通过腹部体格检查，发现存在移动性浊音，立即告知医生，给予相应检查，证实腹腔有大量出血，挽救了患者的生命。

讨论　1. 护士运用了什么思维方式发现了患者存在大量出血的临床表现？

2. 护士提出的潜在假设是什么？

第一节　评判性思维 微课

评判性思维包括认知技能和情感特质。认知技能（评判性思维技能）即阐释、分析、评价、推理、解释和自我调整等技能；情感特质（评判性思维人格倾向）即求真、开放、分析性、系统性、自信度和好奇心等维度。在护理程序的运用过程中，护士运用评判性思维对复杂的临床问题进行综合分析、推理判断，并提出、实施有效方案，是确保护理质量的需要。

一、评判性思维的概念

评判性思维又称为批判性思维，是指个体在复杂的情景中，运用已有的知识经验，对问题及解决方

法进行选择、识别、假设，在反思的基础上进行分析、推理、做出合理判断和正确取舍的高级思维方法。评判性思维作为一个技能概念，最早可以追溯到 2400 年以前的"苏格拉底教学法"和"精神助产术"。20 世纪 30 年代，德国法兰克福学派重新提出了评判性思维的概念，引起了广泛重视；80 年代以后，评判性思维作为一种新的思维方法被引入护理领域，经过多年的发展，评判性思维已成为护理学科的重要组成部分。评判性思维能力是当前护理人员应该具备的核心能力之一。

二、评判性思维的特点

评判性思维是一种有目的、自我调整的判断过程，是一种主动质疑的思维习惯，其特点有以下 3 方面。

1. 自主性和创造性　个体抓住外界信息的问题要领，遵循逻辑规则，对信息进行加工、判断，在不断质疑和反省的基础上，验证假设，形成自己具有创造性的见解。

2. 理性思考和审慎判断　评判性思维是以逻辑为基础，以论证为起点，在真实命题的基础上进行推理，演绎论证，并强调延迟判断的过程。即，评判性思维是经过严密思考后得出正确结论的思维方法。

3. 博采众长　评判性思维同时还注重探寻各家所长，吸取精华为己所用。

三、评判性思维的层次

评判性思维的发展从低到高分为三个层次：基础层次、复杂层次和尽职层次。评判性思维的层次可以影响临床问题的解决，处于评判性思维不同层次的护士，对相同问题的解决方式、解决效果有较大差别。

（一）基础层次

基础层次是建立在一系列规则之上的具体思维。此层次的护理人员对权威的论断坚信不疑；在护理活动过程中，遵守操作规程，严格执行操作步骤，固守操作程序手册要求，不能在护理活动中灵活处理。如皮下注射进针角度的论点，教材一般为不宜超过 45°，此层次思维的护理人员，不能根据针头长短、患者胖瘦来灵活调整进针角度，从而导致注射部位局部硬结发生。

（二）复杂层次

此层次的护理人员开始走出权威，认识到问题有多种解决方法，并能辨析各种方法的利弊，能够在护理活动中结合具体情况，进行独立分析、判断、验证，选择出最优护理方案。

（三）尽职层次

在专业信念的指导下，在维护护理对象利益的基础上，进行专业决策，并为此承担相应的责任。护士对各种复杂临床问题的解决方案思考、排序，必要时借助大数据平台及听取各方面意见或建议，结合自己的经验、知识，整合后做出专业范围内允许的决策。如成人手术前禁食、禁饮的时间原来教材分别是 12 小时、4 小时。通过研究，目前临床实践推荐意见为"术前最少禁饮 2 小时，清淡饮食后禁食 6 小时，食用肉类、煎炸、高脂的食物需禁食 8 小时"护士看到相关文献后很认可，但须先遵循医院相关程序，得到相应许可后方能执行。

护士的楷模

护理前辈章金媛在铺床时看到患者因躲避粉尘而抱病离开病房，便进行相关研究，历时 12 年，最终通过运用运筹学、人体平衡学、美学等原理创新研究出了节力铺床、S 型铺床法，使粉尘减少了 55%。看到输液患者高举输液瓶上厕所很不方便，章金媛指导年轻护士发明了移动背负输液架；看到同事因为掰安瓿而手指受伤，发明了三位一体开瓶器……为了提升护理质量，章金媛带领团队不断反思自省、改革创新，共拥有 30 余项临床发明，撰写护理学术论文 100 余篇，提出的巡回护理制等理论被选入教科书。退休之后，发起成立了"江西省红十字志愿护理服务中心"，在社区仍然可以看到她为患者护理忙碌的身影。2003 年章金媛荣获第 39 届南丁格尔奖章。2023 年 7 月，中华护理学会发出"向章金媛同志学习的倡议书"，号召全国护理工作者学习她立足岗位、砥砺深耕、刻苦钻研、严谨笃学、无私奉献精神！

四、评判性思维的组成要素

护理评判性思维的组成要素主要包括专业知识、护理经验、思维技能和情感态度四个方面。

（一）专业知识

专业知识包括医学基础知识、护理学知识及社会人文知识。护士评判性思维能力的高低与专业知识的深度和广度有关。在进行评判性思维时，必须具备相应的专业知识，才能准确地判断护理对象的健康需要，做出合理的判断及决策。如某伤寒患者，护士巡视病房时发现其上肢呈无目的摸索运动，问之不答，护士将情况及时告知医生，判断患者出现了摸空症。诊断为伤寒并中毒性脑炎。

（二）护理经验

护理经验是评判性思维的第二组成要素。护士在临床实践中不断总结、积累经验，是护士评判性思维能力形成的基础。在护理实践中，护士通过理论与实践的有机结合综合分析病情，拟定有效护理方案，并根据评价反馈积极反思，形成新的护理经验。

（三）思维技能

思维技能是评判性思维的核心。评判性思维技能包括评判性分析、演绎推理、归纳推理等。

1. 评判性分析　是指用一系列问题去鉴别信息和观点，筛选出具体情况的真实信息，舍去无效的信息和观点。常用的评判性分析问题有以下 4 个。

（1）核心问题是什么？

（2）潜在假设是什么？

（3）证据确实有效吗？如证据是否陈旧、是否带有情感或偏见、是否足够关键、术语定义是否清晰、与现有的资料是否有关联、问题是否得到正确识别。

（4）结论可以接受吗？如结论是否正确、是否适用、有无价值冲突。

2. 归纳推理和演绎推理　是逻辑思维的基本方法，是进行评判性思维时常用的两种思维技能。

（1）归纳推理　是指从一系列的事实或科学观察中概括出一般性知识（原则、规律、原理）的思维方法。例如，当观察到患者面色苍白、皮肤湿冷、血压下降、心率增快、脉搏细弱等症状时，可归纳出患者出现了休克。

（2）演绎推理　是从一般性知识中引出特殊或个别性知识的思维方法。例如，护士运用需要层次理论对具体的患者资料进行分类，从而确定患者是否有排泄、营养或安全等需要问题。

（四）情感态度

情感态度是评判性思维过程中应具备的人格特征。思维者应具有自信负责、诚实公正、好奇执着、谦虚谨慎、独立思考、富有创造性的情感态度。

五、评判性思维的应用及发展评判性思维的注意事项

（一）评判性思维的应用

1. 评判性思维在护理教育中的应用　1989 年，美国护理联盟在护理本科认证指南中将评判性思维能力作为衡量护理教育能力的一项重要指标。在授课过程中加强评判性思维能力的培养，能为护士入职后胜任复杂多变的临床工作奠定基石。

2. 评判性思维在护理实践中的应用　护理程序提供了解决护理问题的科学工作方法，指导护理人员更好地解决患者的健康问题；评判性思维作为一种思维方法贯穿于护理程序的始终，帮助护理人员审视护理程序的各个步骤和环节，为准确收集资料提供技术支持，为选择更恰当的医疗护理方案提供保障。如患儿，6 岁，男，初步诊断：①发热待查?；②脑炎? 入院。入院后患儿哭闹不止，护士及时耐心安抚，同时仔细观察，发现患儿精神萎靡，末梢循环不良，伴谵妄，颈软。再次询问病情，符合起病急、高热及季节特点，高度怀疑中毒性菌痢，报告医师，行肛拭子检查，证实细菌性痢疾诊断。积极配合医生进行抢救，患儿转危为安。

3. 评判性思维在护理管理中的应用　护理管理是护理质量的保证。在对护理活动的要素、过程和结果进行管理与控制时，常将评判性思维融入护理管理，如通过查对制度、分级护理制度、值班和交接班制度、手术安全核查制度等管理，降低护理差错。同时，有研究表明，对护士进行"以人为本"的管理，是护理质量控制可持续性的保障。

4. 评判性思维在护理研究中的应用　护理研究就是探索和研究护理现象的过程，需要对各种护理常规、技术、观点和现象进行反思和质疑，进行调查或研究，用充分有力的研究证据推演出新的常规、技术、观点和现象。成功的护理研究者必须具备灵活有效地运用评判性思维的能力，进行反思、质疑、假设、推演、求证。

（二）发展评判性思维的注意事项

在护理实践中，面对复杂的临床问题，常需要护士具备较强的评判性思维能力，迅速成长为高效的问题解决者和决策者。在发展评判性思维的过程中，需要注意以下三点。

1. 自我反思　护士要经常反思自己是否具备评判性思维能力，积累正确决策经验，反思决策过失，甄别自己评判性思维能力的优势和弱项，促进自己评判性思维能力的提升。

2. 虚心、包容　护士成长需要自己锐意进取，同时需要具备一定的引领及互助互学能力及敢于质疑的团队精神。虚心好学，包容争议，辨析真伪，方能成长自我，帮助他人。

3. 团队建设　护士借助护理团队平台发挥作用，团队则通过护士个体的不断成长增强实力。构建和谐中不缺争辩，争辩中不失和谐的护理团队，能为护士评判性思维能力提升创造最优氛围。

第二节　循证护理

循证护理是循证医学的一个分支，自 20 世纪 90 年代产生以来，为提供科学、经济、有效的护理活动起到了很好的促进作用。循证护理是一种思想，护士通过学习，能提升评判性思维能力，养成科学、有效的职业素养。

一、循证护理的概念

循证护理又称为实证护理，即遵循证据的护理，指护理人员在护理实践中，审慎、准确地应用当前所能获得的最佳研究证据，结合临床经验和患者意愿，做出符合患者需求的护理决策的过程。循证护理的核心思想是通过评判性思维，应用现有的最佳研究证据为患者提供个性化的护理，使临床护理决策更加科学、有效。

二、循证护理的特点

1. 重视证据 循证护理的核心思想就是寻求证据、应用证据。寻求有价值的、科学可信的科学研究成果为证据，根据证据提出问题，寻找实证，应用实证；再以实证为依据，为患者确定最佳的护理计划，实施护理措施。如手术患者术前皮肤准备（简称备皮），传统做法是手术前一天晚上由值班护士完成，通过研究发现，手术当日即术前由手术室护士再进行备皮，可降低手术感染率。当报道不是个案，有相当数据支撑时，即可推广应用。

2. 重视个性化差异 在确定护理计划、实施护理措施过程中，除应用护理实证、尊重患者意愿外，还要注重病情观察，评价效果，及时根据患者个体反应做出判断，确保护理方案科学、有效。如胆囊结石患者行腹腔镜胆囊切除术后4天出现不明原因的烦躁不安、意识障碍，检查、会诊后原因待定。责任护士反复思考想到了"抗生素脑病"，及时与医师沟通，考虑到患者使用"头孢吡肟"与突然不明原因意识障碍时间上存在相关性，立即停药，3天后患者意识障碍症状自行消失。

3. 重视整体观 循证护理重视以人的健康为中心的护理理念，通过评判性思维，利用最佳研究证据，针对不同护理对象的不同健康问题，在患者参与的交互性护理活动中，应用护理程序的工作方法为患者提供科学、有效的护理活动。

三、循证护理的步骤

循证护理实践的过程实际上是发现问题—寻找证据—解决问题的过程，基本上可以分为五个步骤：提出问题、寻找证据、评价证据、应用证据、评价应用证据后的效果。

1. 提出问题 在面对患者时，护士会遇到许多实践问题和理论问题。实践问题指由护理实践提出的对护理行为模式的质疑。如目前国内常规3~4天更换静脉留置针，更换时间有没有个体差异呢？理论问题是与实践有关的前瞻性理论发展。

2. 寻找证据 根据临床问题进行系统的文献检索，尤其可以检索针对该问题的系统综述和实践指南。如上述静脉留置针的时间质疑，有学者通过查阅文献发现，根据2015年考克兰数据库文献来源《根据临床指征还是根据常规更换外周静脉留置针》中的结论"可以根据临床指征更换留置针"；2016年英国麻醉师协会采纳上述证据，将"不提倡72~96小时常规更换留置针"写入指南《案例血管通路2016》。

3. 评价证据 运用评判性思维对收集到的有关文献应用流行病学的方法从证据的真实性、可靠性、适宜性等方面进行严格的评价，从中筛选出自己所需的最佳研究证据。评价主要从五个方面来进行：研究设计、研究对象、结果观察、资料的收集整理和统计分析。如留置针更换时间问题，上述学者采用GRADE标准对证据质量进行评价，其中"导管相关性血流感染"的证据质量是"中"，"静脉炎""所有原因导致的血流感染""留置针费用"的证据质量是"高"。因而该学者认为：留置针穿刺部位应每次交班时观察，如果有炎症、渗出或堵塞的迹象，应拔除留置针。

4. 应用证据 将获得的最佳研究证据与护理专业知识和临床经验、患者的愿望与需求相结合，解决患者的健康问题，指导临床决策。这也是临床护理人员开展科学研究的过程。如患者，75 岁，失语、卧床不起、大小便失禁 1 周，骶尾部有一处 3cm×4cm 的溃疡面，针对其压力性损伤（压疮）的预防与护理方案进行文献检索，检索到的权威证据：采取合理安置并变换体位，水垫或气垫保护骨隆突处，水胶体敷料、银离子泡沫敷料或透明膜敷料保护局部皮肤，氧疗、高频电疗和直流电药物离子导入，氦 - 氖激光照射等一系列的方法，根据患者病情，结合临床经验和患者意愿，最终确定护理方案为：①已有压力性损伤部位用苯妥英钠粉剂，康惠尔溃疡贴来保护伤口，每 2～3 天更换一次；②使用气垫床；③营养支持：高热量、高蛋白流质饮食，热量 1800kcal/d，蛋白质 90g/d。

5. 评价应用证据后的效果 选择客观、合适的方法，并确保将评价效果反馈到护理过程中。上述案例中，患者压力性损伤创面 10 天愈合，未再发生压力性损伤。

四、循证护理的证据来源与分级

（一）证据来源

收集研究证据是循证护理不可缺少的重要组成部分，其目的是通过系统检索最全面的证据，为循证护理获取最佳证据奠定坚实基础。循证护理的证据来源主要包括系统评价、实践指南、概述性的循证资源等。其中系统评价是针对某一具体护理问题，系统全面地检索文献，按照科学的标准筛选出合格的研究，用统计学方法进行处理和综合分析，得到可靠的结论，用于指导临床护理实践。实践指南是以系统评价为依据，经专家研讨后由专业学会制定，具有权威性和实践指导意义。概述性循证资源是护理专家评估撰写的，主要包括问题性质、证据来源、评估标准、评估结果。

护士在查找证据的过程中要注意：①在护理实践中应用实践指南时，应首先明确指南只是为了处理实践问题制定的参考性文件，而不是护理法规；②应避免不分具体情况地强制、盲目且教条地照搬照用；③护理人员用于收集、整理、评估原始研究论文的时间有限，可以考虑有效使用专家完成的概述性循证资源。

（二）证据分级

根据 2001 英国牛津循证医学中心证据分级系统，循证护理证据按照其科学性、可靠性，分为五级（表 6-3）。

表 6-3 循证护理证据分级

证据分级	研究类型
Ⅰ级	强有力的证据，来自于一份以上设计严谨 RCT 的系统评价
Ⅱ级	强有力的证据，来自一份以上适当样本量的合理设计的 RCT
Ⅲ级	证据来源于非随机但设计严谨的试验
Ⅳ级	证据来自于多中心或研究小组设计的非实验性研究
Ⅴ级	专家个人意见、个例报告

由此可见，循证护理的证据不只是国内外各大数据库中的各种护理研究结果；传统经验式的护理工作中所重视的专家意见在循证护理中仍然被作为证据来使用，但是级别最低。这一点足以证明循证护理对传统护理观念的挑战。

第三节 临床路径

临床路径是以控制医疗成本，保证并提高医疗、护理质量为目标的一种医疗护理模式。

一、临床路径的概念

临床路径是针对某一病种建立一套标准化、程序化的综合照护模式，是以循证医学证据和指南为指导来促进组织治疗和管理疾病的方法，最终起到规范临床诊疗行为，减少变异，降低成本，提高医疗质量，保障医疗安全的作用。

临床路径是一组医学专业人员共同制订的照护计划，使患者从入院到出院都按照一定模式来接受治疗和护理。它针对某种疾病或手术，以时间为横轴，以入院指导、检查、诊断、用药、治疗、护理、健康教育、出院指导等最佳的护理手段为纵轴，制订标准化护理流程，其目的是运用图表形式来提供科学、有效的照护活动。实施临床路径的护理模式，就必须贯彻护理程序、评判性思维和循证护理的科学思维。

二、临床路径产生的背景

临床路径最早称"关键路径法"，是美国杜邦公司在 1957 年提出的，到了 20 世纪 80 年代中期，美国政府首先将其引入临床诊疗管理，1984 年美国波士顿新英格兰医疗中心最早制定出第一步护理临床路径，致使患者住院天数缩短，节约了护理费用，且达到了预期治疗效果。20 世纪 80 年代末，临床路径传入英国、法国、澳大利亚、新加坡、日本等国家。我国的台湾、香港地区也较早地引入了这一医疗质量管理方法。1996 年我国大陆医院开始引入临床路径的理念，由北京协和医院和四川大学华西医院等少数三甲医院率先开展临床路径探索，2003 年临床路径开始得到普遍关注，2009—2018 年国家卫生行政部门共发布了 1212 个临床路径。

三、临床路径的特点

临床路径是关于临床治疗与护理的综合模式，其特点有以下几方面。

（一）合作性

路径的制定是综合多学科医学知识的过程，这些学科包括临床、护理、药剂、检验、麻醉、营养、康复、心理以及医院管理，有时甚至包括法律、伦理等，体现了多专业的合作性。

（二）规范性

临床路径通常以工作流程图的方式表示，这是一种事先制定好的流程，用来表达对特定病种的患者提供多学科临床医疗服务的方法。一旦患者进入医院，无论医护人员是谁，都按照此流程进行处理。

（三）连续性

患者从入院到出院，都需要按照时间轴规定的程序接受护理，保持了服务的连续性。

（四）时效性

临床路径表是医务人员在医疗护理活动中可操作的时间表，它明确规定在哪天、什么时间、什么状况下进行什么样的措施。它可确定平均住院日和检查项目，协调各部门保持一致性，减少内耗，提高效率。

（五）选择性

医务人员可根据患者的具体情况选择最佳的护理治疗方案。

（六）预知性

患者和家属可以预知可能的住院日数和将采取的护理措施，便于其发挥主观能动性。

（七）差异性

临床路径认可个案差异和特殊患者的存在，这包括患者的生理、心理、社会、文化等因素的综合影响。由于在临床路径中工作人员角色分明，职责清楚，通过个案变异分析，能及时发现医院管理系统中存在的问题，找出原因，改进路径，使服务品质得到持续性改进。

（八）交互性

2017年8月30日国家卫生计生委、国家中医药管理局下发的《医疗机构临床路径管理指导原则》明确指出临床路径包括医师版、护理版及患者版，要求"患者版临床路径文本应具备诊疗流程告知和健康教育功能。""健康教育功能"与《"健康中国2030"规划纲要》提出的"要强化个人健康责任，提高全民健康素养，引导形成自主自律、符合自身特点的健康生活方式，有效控制影响健康的生活行为因素，形成热爱健康、追求健康、促进健康的社会氛围"形成统一整体，通过护患交互性学习，形成促进健康的共同体。

四、临床路径的意义

临床路径既通过统一文本对不同地区、不同医院，不同治疗组或者不同医师、护理人员，甚至药师、医技人员的诊疗、护理、发药、检查具有规范作用，同时又强调在统一文本的基础上应根据最新诊疗指南、临床技术操作规范及基本药物目录等对其进行细化完善，形成符合地方实际、具有可操作性的本地化临床路径，以确保规范、高效、安全的照护过程。

（一）对护士的影响

临床护理路径的程序化、标准化，对护士工作有以下4方面有利影响。

1. 操作规范。
2. 为观察病情提供时间保障。
3. 避免或减少护理差错事件。
4. 护士能有目的、有预见性地进行护理，提升了护士的自律性和成就感。

（二）对医师的影响

临床路径作为一种医疗模式，有利于医师在最短时间内明确诊疗方案，清晰诊疗流程，减少变异因素，节约医疗资源，注重学习及科研。

（三）对患者的影响

临床路径可缩短康复的延迟时间和减少医疗资源的浪费，降低医疗费用，缩短住院天数。在标准的治疗程序实施过程中，患者及家属能预知所接受的照顾程度，主动参与治疗护理；患者可加深对健康教育、所患疾病的理解，增强自我保护意识和能力，有助于满意度的提升。

（四）对医院管理的影响

医院既是临床路径的实施场所，又是临床路径的监管单位和评价机构。因而首先应建立临床路径管理委员会，明确委员会成员职责；制定临床路径管理工作制度；指导临床路径评价；建立信息化临床路径管理体系；其次，提高了医院医护人员对病种的诊治水平，保障了医院的医疗质量控制；再次，提供了医院对医护人员绩效考核的客观依据。总之，有利于医院的社会效益和经济效益的提高。

（五）对卫生经济学的影响

临床路径的实施可有效节约医疗成本，包括时间、人力、物力成本，提高了资源利用度，对患方、医方、社会均产生了正资本效应。

五、临床路径的实施

（一）病种选择

临床路径的病种选择遵循以下原则。

1. 常见病、多发病。

2. 诊断治疗方案明确，技术成熟，疾病诊疗过程中变异较少。

3. 优先选择原国家卫生计生委、国家中医药管理局已经印发临床路径的病种。

如 患者，男，63 岁，慢性阻塞性肺疾病病史 6 年，近 2 日出现咳嗽、咳痰、喘息加重，痰量增多，呈脓性，不能平卧，睡眠差。查体：T 38.1℃，P 72 次/分，R 22 次/分，BP 138/76mmHg。该患者符合慢性阻塞性肺疾病诊断，可以进入慢性阻塞性肺疾病的临床路径。按照该路径诊疗流程及根据患者实际情况拟定个性化诊疗、护理、健康教育方案，并有序、灵活地实施。若患者出现了极度呼吸困难，肝脏在右肋缘下 1~2cm 处触及，边钝，伴触及痛，肝颈静脉回流征阳性。若心电图提示右心室增大，则要退出该临床路径，进入慢性肺源性心脏病的临床路径。

（二）组成要素

临床路径的设计包括患者类型、常用的医疗照护方法和实施的时间顺序；多学科的临床治疗、护理；其他专科医师、辅助科室人员；偏离常规路径的差异问题；连续性评估和改进。

（三）基本文件

临床路径文本应包括医师版、护理版和患者版（详见附录三），各版本之间相互关联，形成统一整体。

1. 路径表 多以图标框架的形式表达，每个医院、病房对临床路径的图标设计可能不太一样，但基本包括以下项目。

（1）患者的基本情况 疾病或手术、病种号（诊断关联群）、住院天数（预定总住院天数、实际住院天数）、患者姓名、医生姓名、个案管理者姓名等。

（2）结果标准 评估（包括医疗、护理、麻醉评估和会诊、康复）、检查、医疗护理措施、饮食、活动、病情监测、宣教、出院计划、预期结果、变异等内容。

2. 工作手册和指导性文件 可分为医护人员和患者两个版本，前者存放于医护人员手中，实施过程需遵循，并记录落实结果或变异内容，属于护理文件范畴；后者存放于患者或家属手中，使患者了解诊治流程，便于配合和监督，同时表明"知情权"受到尊重。

（四）实施步骤

1. 准备阶段

（1）在医院临床路径管理委员会监管下进行。

（2）评估患者是否符合选择临床路径病种的原则。

（3）明确在临床路径实施过程中的责任。

2. 实施阶段

（1）相关人员培训 内容主要包括：①临床路径基础理论、管理方法和相关制度；②临床路径主要内容、实施方法和评价制度；③新的临床路径使用前的培训。

（2）评估拟进入临床路径的患者应满足的条件 ①诊断明确；②没有严重的并发症；③预期能够按临床路径设计流程和时间完成诊疗项目。

（3）临床路径的实施 应当参照原国家卫生计生委、国家中医药管理局规定的流程进行（图 6-1）。

医疗机构可根据实际情况，对实施流程进行调整。

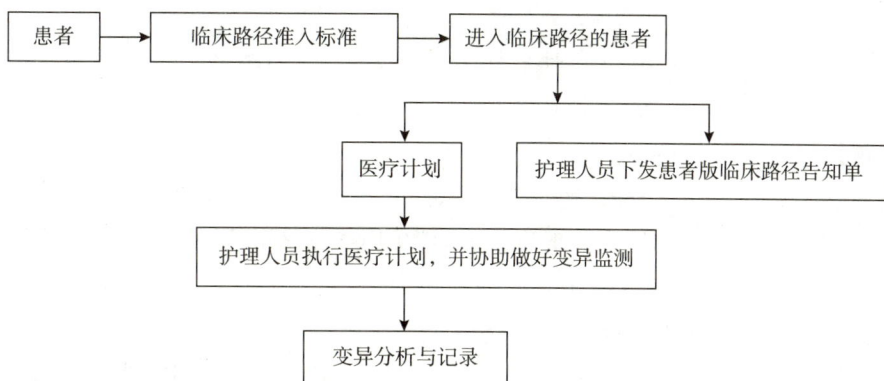

图 6 - 1　临床路径实施流程图

（4）建立评价标准　包括住院天数、患者的平均住院成本、服务质量、临床结果、患者或家属满意度、医务人员满意度、资源的利用、并发症发生率、患者再入院率等。

（5）实施临床路径的注意事项

1）进入临床路径的患者出现以下情况之一时，应当退出临床路径：①患者出现严重并发症，需改变原治疗方案的；②因患者个人原因无法继续实施的；③对入院第一诊断进行修正的；④因合并症或检查发现其他疾病，需转科治疗的；⑤其他严重影响临床路径实施的。

2）若患者在临床路径实施过程中出现危急情况，医院应当立即组织专家进行评估，确定是否退出路径，确保患者安全。

3）医疗机构应当做好临床路径变异的记录、分析、报告和讨论工作。对反复发生同一变异，可能影响此病种临床路径实施的，应及时、仔细查找原因，必要时通过修改临床路径等措施进行整改。

4）医疗机构应当积极配合物价管理和基本医疗保险管理部门，按照临床路径做好费用测算，推进单病种付费、疾病诊断相关分组付费等支付方式改革。

临床护理路径与整体护理和护理程序密切相关。整体护理是一种护理思想，是以现代护理观为指导，以护理程序为核心，将临床护理及护理管理各环节系统化的工作模式。临床路径是医疗、护理、康复等各专业同时进行，在整体护理思想的指导下，对特定的诊断和手术做出最恰当的有顺序性和时间性的照顾计划，无论是医生、护士还是其他人员都必须依此计划为患者提供服务，发挥的是团队精神。可见，整体护理是推行临床路径的必要条件；临床路径则体现了整体护理的理念，深化了整体护理的思想；临床路径使医疗、护理程序标准化，保证了整体护理的质量。

目标检测

答案解析

一、选择题

【A1/A2 型题】

1. 护士不盲目执行医嘱，了解到患者服用过含乙醇的药物后，立即告知医生，更换准备使用的头孢替安，该护士处于评判性思维层次的 （　　）

    A. 基础　　　　　　　B. 复杂　　　　　　　C. 尽职

    D. 中级　　　　　　　E. 高级

2. 护士长要求科室护士收集病史时要多问自己：核心问题是什么，你的潜在问题的假设有证据吗？
这属于（　　）

　　A. 循证护理　　　　　　B. 评判性分析　　　　　　C. 归纳推理

　　D. 演绎推理　　　　　　E. 理性思考

【A3/A4 型题】

（3~4 题共用题干）

患者，男，60 岁，因突发心前区疼痛来诊，主诉胸闷憋气，有濒死感，床旁心电图提示：病理性 Q 波，ST 段明显抬高。患者有糖尿病病史 10 年，胃溃疡 15 年。

3. 主要可以参照（　　）临床路径制定护理路径

　　A. 慢性稳定型心绞痛　　B. 不稳定型心绞痛　　　C. 急性 ST 段抬高型心肌梗死

　　D. 2 型糖尿病　　　　　E. 胃溃疡

4. 引用临床路径的意义不包括（　　）

　　A. 护理项目不会遗漏　　B. 护士能更好执行医嘱　　C. 减少护士工作量

　　D. 提高工作效率　　　　E. 有预见性进行护理

二、病例分析题

患者，女，50 岁，既往无胃病史，近半年来出现上腹不适、隐痛、嗳气、反酸、食欲不振、乏力、消化不良及体重下降。一般状态尚可，纤维胃镜检查发现局部黏膜隆起，突向胃腔，有蒂，表面粗糙，呈乳头状，表面有糜烂。病理检查发现有肠腺化生的上皮，组织分化较好。

1. 主管医师引用了胃癌普通外科临床路径，此诊断符合临床路径的什么特点？

2. 为降低手术感染率，手术当日即术前由手术室护士实施备皮，属于循证护理的哪个步骤？

（董云青）

书网融合……

本章小结　　　　微课　　　　题库

第七章 健康教育

    1. 通过本章学习重点把握健康教育的概念、原则、方法、程序和任务。

    2. 学会运用相关知识评估照护对象需要满足程度，实施个性化健康教育。具有健康教育相关理论、知识、技能，通过有效沟通，促进照护对象成长为自我健康的第一责任人及每个慢性病患者成长为自我慢病管理者的能力。

    健康是人的基本权利，是社会和经济发展的基础，是人类追求的永恒目标。1977 年，世界卫生组织提出"2000 年人人享有卫生保健"的全球战略目标，要求各国政府根据本国国情制定长期的健康政策。健康教育是关于预防疾病、保持健康的社会医学教育活动，是我国积极参与全球健康治理、履行我国对联合国"2030 可持续发展议程"承诺的重要举措；是实现"建立职业教育服务社区机制""共建共享、全民健康"的重要途径。护理工作者通过学习健康教育知识，掌握健康教育理论，选择合适的健康教育方法和途径，唤起公众的健康意识，帮助个体、家庭和社会形成正确的健康观，养成良好的健康行为和生活方式，提高全民的健康水平及生活质量。

》》情境导入

    情境描述　《中华人民共和国基本医疗卫生与健康促进法》是中国卫生健康领域内的第一部基础性、综合性的法律，于 2020 年 6 月 1 日实施。第一章总则第四条强调"国家实施健康中国战略，普及健康生活，优化健康服务，完善健康保障，建设健康环境，发展健康产业，提升公民全生命周期健康水平。""国家建立健康教育制度，保障公民获得健康教育的权利，提高公民的健康素养。"

    讨论　1. 什么是健康教育？健康教育与健康之间有何关系？

            2. 你如何践行培养每个个体成长为自我健康的第一责任人和自我慢病的管理者？

第一节　概　述

一、健康教育的概念

    健康教育是指通过有计划、有组织、有系统的社会教育活动，帮助个体、家庭、社区群体掌握卫生保健知识，提高健康素养，建立个体是健康第一责任人理念，形成自主自律、符合自身特点的健康生活方式，有效控制影响健康的生活行为因素，以达到预防疾病，维持健康，促进健康，提高生活质量的目标，并对教育效果做出评价的过程。健康教育具有维持和（或）促进健康，预防疾病、意外及伤残，促进康复，适应机体功能障碍等作用。

    健康教育的核心是培养社会人群树立大卫生、大健康的理念。使个体、家庭、社区群体学会自我保健，防止疾病及意外的发生，学会合理用药，恢复并保持健康，进而形成热爱健康、追求健康、促进健康的社会氛围。因此，健康教育应该贯穿个体的生命全周期和面对全社会人群。

健康教育是联系健康知识与健康实践的桥梁，它不仅是健康保健的重要手段，还是最重要的护理实践活动之一。健康教育是通过传播健康知识和行为的干预手段，提高全民健康水平的有计划的教育活动。此外，健康教育还通过提供知识、信息、服务与技术构建的平台，使人们在面临健康相关问题时，能够了解并识别影响健康的行为，并能自觉地选择有益于健康的行为生活方式。

💡 知识链接

基层高血压诊疗关键点

高血压是最常见的慢性病之一，是心脏病、脑卒中、肾病发病和死亡的最重要的因素，被喻为无声杀手。国家统计数据表明，我国高血压患者人数达 2.45 亿，即约每 4 个成年人，即有 1 个高血压患者，且目前有逐年年轻化趋势，健康教育是提升知晓率、治疗率、控制率的最佳举措。《国家基层高血压防治管理指南（2020 版）》制定了基层高血压防治管理流程图——诊疗关键点。

1. **血压测量"三要点"** 设备精准、安静放松、位置规范。
2. **诊断要点** 诊室血压为主，140/90 mmHg 为界，非同日 3 次超标确诊。
3. **健康生活方式"六部曲"** 限盐减重多运动，戒烟戒酒心态平。
4. **治疗"三原则"** 达标、平稳、综合管理。
5. **基层高血压转诊五类人群** 起病急、症状重、疑继发、难控制、孕产妇。

二、健康教育的意义

（一）健康教育是实现《2030 年可持续发展议程》目标的重要策略

2016 年 1 月 1 日联合国正式启动《2030 年可持续发展议程》的 17 项目标中，目标 3 即为"确保健康的生活方式，促进各年龄段人群的福祉"。此目标涵盖了降低活产死亡率、非传染性疾病导致的过早死亡率、全球公路交通事故死亡率、危险化学品以及空气、水和土壤污染导致的死亡率和患病率，加强消除艾滋病等疾病流行，控制滥用药物，确保普及性健康和生殖健康保健服务，实现全民健康保障及酌情在所有国家加强执行《世界卫生组织烟草控制框架公约》等内容。健康教育是实现此目标的关键。

我国为了更好积极参与全球健康治理、履行对联合国"2030 可持续发展议程"承诺，于 2016 年 10 月 25 日国务院发布并实施了《"健康中国 2030"规划纲要》（以下简称《纲要》）。在《纲要》中强调"以普及健康生活、优化健康服务、完善健康保障、建设健康环境、发展健康产业为重点，把健康融入所有政策，全方位、全周期保障人民健康，大幅提高健康水平，显著改善健康公平。"《纲要》点明了健康教育的重要性。

（二）健康教育是节约医疗卫生资源，提高人类健康水平的有效举措

半个多世纪以来，无论是发达国家还是发展中国家，医疗卫生费用都呈上升趋势。WHO 指出"1 美元的健康投资可取得 6 美元的经济回报"，可见健康教育是一项投入低、产出高、效益好的投资行为，是节约卫生资源、提高人们健康水平的有效措施。人们只要改变不良的行为方式和生活习惯，采取有益于健康的行为，就能有效地降低疾病的发病率和死亡率，减少医疗费用。健康教育的成本投入所产生的效益，远远大于高昂医疗费用投入所产生的效益。

慢性病是严重威胁我国居民健康的一类疾病，已成为影响国家经济社会发展的重大公共卫生问题。慢性病的健康教育越来越受到国家的重视，"加强健康教育，提升全民健康素质"是针对此问题的策略

和举措。通过健康教育可达到少患病、缓发病、缓进程的作用。如我国开展减盐、减油、减糖、健康体重、健康口腔、健康骨骼，即"三减三健"专项行动，发布适合不同人群特点的膳食指南，深入开展控烟宣传教育，加大全民心理健康科普宣传力度，强化不安全性行为和毒品危害的健康教育，推进慢性病防治管整体融合发展等。这些措施都有效提高了全民健康素养。

（三）健康教育是护理的工作范畴和质量保障

健康教育是护理任务之一，是护士的责任范围。在护理学实践范畴中，无论是临床护理、专科护理、社区护理、护理管理，还是护理教育、护理科研，健康教育都直接或间接融入其中，构成了护理实践不可缺失的重要部分。如临床护士在静脉输液过程中告知照护对象因不同年龄、不同疾病、不同药物而滴速不同，使照护对象知晓遵医行为的重要性，进而达到准确用药的目的。

三、护理人员在健康教育中的作用

健康教育是护理活动的重要组成部分，是护理人员的重要职责之一。护理人员通过健康教育，唤起民众的健康意识，使之改变不良的生活方式，建立有利于健康的行为，具备自我促进健康的方法和技术，提高全民健康水平及生活质量，乃至生命质量。护理人员在健康教育中的作用具体有以下三方面。

（一）桥梁作用

健康教育是一种特殊的教学活动。在教学过程中，护理人员以健康教育的知－信－行模式为指导思想，在不健康行为与健康行为之间架起一座传授健康知识、矫正不良行为、建立健康行为的桥梁。护理人员应根据人群的不同特点和需要，开展多种教学活动，为个体、家庭、社区人群提供有关预防疾病、促进健康的信息，帮助服务对象认识危害个体健康的因素及不良行为和生活方式，确定存在的健康问题，指导服务对象采纳健康行为，从而提高人群自我保护能力。

（二）组织作用

随着医学模式的转变，健康教育的服务对象也发生了改变，既包括个体，也包括群体，既可以是健康人，也可以是患者。因此，要求护理人员在在实施健康教育前评估服务对象的健康状况及需要，有计划、有组织、有系统地开展健康教育活动，提升健康教育的精准性，确保健康教育的有效性。

（三）协调作用

为了保证健康教育的顺利实施，护理人员不仅需要与医务工作者，如医生、检验人员、营养师、物理治疗师等，还需要与社区工作人员相互联系、相互协作、相互配合。护理人员作为联络者，应担负起健康教育的协调作用，促使"教"与"学"各方积极参与"共建共享、全民健康"的健康促进活动。

四、健康教育的原则

（一）科学性原则

健康教育是一项科学性很强的工作。要求教育内容要有科学依据，举例应实事求是，引用数据准确无误，技能方法正确，及时应用新知识、指南及专家共识等，保证学习者能获得科学的健康知识。

（二）针对性原则

按照护理学中的"人"拟定健康教育计划，包括个体、家庭、社区、社会四个层面。针对不同的人群或个体，具体实施的步骤、措施可能不同。如针对个体进行高血压防治的健康教育，应根据原发性高血压诊治指南，比对引发原发性高血压的危险因素，判断个体是否属于原发性高血压患者或者是否属于原发性高血压的高危人群，然后结合个体的年龄、性别、个性特征、文化背景等设计健康教育内容及方法，确保健康教育的实施。同样根据家庭健康档案拟定的健康教育，也要适用于具体家庭。

（三）可行性原则

健康教育计划具备了针对性，还应进一步评估其可行性。健康教育的核心是养成良好的行为生活方式。而人们的行为或生活方式受社会习俗、文化背景、经济条件、卫生服务等多因素影响，如居住条件、饮食习惯、工作环境、市场供应、社会规范等，因此健康教育必须考虑到相关制约因素，必须建立在符合当地的社会、经济、文化及风俗习惯的基础上，否则难以达到预期的目的。

（四）参与性原则

健康教育不仅仅是护士的事情，其成功需要依靠学习者、学习者的支持系统及其他健康服务者的积极参与，才能使整个教育过程达到预期目标。

（五）遵循教学原则

教学原则是根据教育教学目的、反映教学规律而制定的指导教学工作的基本要求。教学原则在教学活动中的正确和灵活运用，对提高教学质量和教学效率发挥着重要的保障性作用。一般来说，教学活动越符合教学原则，教学活动就越容易成功。在健康教育活动中，常用的教学原则包括教学最优化原则、启发性原则、理论联系实际原则、循序渐进原则、因材施教原则、量力性原则、直观性原则、师生协同原则、反馈调节原则、教学相长原则和多样性原则等。如列举案例进行启发，制作微课直观教学，讨论个体具体情况，体现协作，以便因材施教和选择最优化健康教育方案等。

（六）保护性原则

在健康教育活动中，护士组织健康教学内容应注重隐私的保护及受学习者对坏消息的承受能力。如对艾滋病等特殊病种的健康教育，要确保列举内容无隐私侵权，在组织实施教学活动时，应站在中立的角度，以免对接受教育者的身心造成损害；在死亡教育时，要仔细评估受学习者的抗挫能力，注意语言表达的艺术性及教育的程序性，保证受教育者免受强烈的心理冲击。

（七）行政性原则

健康教育活动具有医学属性和社会属性，既要由医护专业人员利用专业理论、知识、技能组织实施，更要依据法律法规及相关政策，通过国家统筹，社会、全民参与，形成热爱健康、追求健康、促进健康的社会氛围，最终达到全民健康的总目标。

五、健康教育的任务

人是一个开放系统，由诸多次系统组成。人的健康受内外环境的影响，护理的主要功能就是帮助个体调节内环境，适应外环境的不断变化，以保持身心的动态平衡，即健康状态。健康教育与专业照护、密切观察病情、治疗处置和有效沟通共同构成护士的工作范围。其任务关注人的整个生命周期，包括生理、心理、社会等多层次的健康，预防和解决健康问题；范围涵盖个体、家庭、社区、社会。

（一）生理方面

按照器官和学科分类，健康教育涉及循环系统，消化系统，呼吸系统，传染性疾病，皮肤和皮下组织疾病，妊娠、分娩和产褥期疾病，起源于围生期的疾病和状态，泌尿生殖系统，精神障碍，损伤、中毒，肌肉骨骼系统和结缔组织疾病，肿瘤，血液、造血器官及免疫疾病，内分泌、营养及代谢疾病，神经系统，生命发展保健等 16 个领域。护士根据照护对象需要和（或）疾病诊治指南、专家共识的发布或修订内容，实施健康教育。如循环系统的常见疾病包括心功能不全、心律失常、先天性心脏病、高血压、冠状动脉粥样硬化性心脏病、心脏瓣膜病、感染性心内膜炎、心肌疾病、心包疾病、周围血管疾病、下肢静脉曲张、血栓闭塞性脉管炎、心搏骤停等。以高血压为例，护士根据"我国高血压患病率为27.9%，估算全国高血压达2.45亿"及"我国因心脑血管病导致的死亡占居民总死亡的40%以上，约70%的脑卒中死亡和约50%的心肌梗死与高血压密切相关"，针对个体、家庭、社区以"高血压"为主题，拟定系列健康教育内容。促使社区人群重视健康生活方式，提高高血压的人群知晓率，降低高血压的患病率和死亡率，提高社区人群的生活质量。

（二）心理、社会方面

1. 心理健康教育概述　人是一个开放系统，时刻承受着存在于各个时期及各个领域的压力，每个个体应对压力反应因身心差异、社会支持力度而不同。当压力超过了个体承受能力或持续存在时，即可能因心理因素影响生理健康，导致心身障碍或心身疾病；或因身体因素，对心理产生极大影响，甚至导致身心疾病。因此，心理健康教育应遵循整体护理理念，兼顾心身及社会因素。

2. 心身疾病　包括广义和狭义两种概念。狭义的心身疾病是指心理、社会因素引起的，并伴有明显的躯体症状和器质性损害的疾病，如冠状动脉粥样硬化性心脏病。心理社会因素在疾病的发生、发展过程中起重要作用的躯体功能性障碍，则称为心身障碍，如偏头痛。广义的心身疾病包括心身疾病和心身障碍。按器官和学科分类，心身疾病涉及消化系统、心血管系统、呼吸系统、皮肤系统、内分泌系统、神经系统、泌尿与生殖系统、骨骼肌肉系统、耳鼻喉科、眼科、口腔科、儿科、妇产科、恶性肿瘤等14个范围。影响国民身体健康的主要常见慢性病如心脑血管疾病、癌症、慢性呼吸系统疾病和糖尿病，无一例外包括其中。

以高血压为例，高血压既属于心脑血管疾病，又是其他心脑血管疾病的高危因素，如可导致高血压性心脏病、冠心病、脑出血等。在致使血压升高的诸多因素中，情绪、环境、文化等心理社会因素与高血压的发生、发展密切相关。护士通过评估个体的个性特征、饮食习惯、生活环境、工作性质等，制订、实施属于个体的个性化健康教育；结合减少钠盐摄入、规律运动、合理膳食、控制体重、戒烟、限制饮酒等降低高血压患病率的健康指标（指学习者为血压正常者）或属于高血压非药物治疗的措施（指学习者为高血压患者），到社会进行健康教育，无论个体是否已经被诊断为高血压，均能通过健康教育从认知、情绪、情感和意志等心理过程产生积极反应，提高对高血压的防治知晓率。最后，护士根据评价结果，修订计划，进行持续关注。

六、健康教育的方法 📱微课

健康教育的过程也就是"教"与"学"的过程，健康教育的方法，即教学方法。教学方法包括教授法和学习法。教授法必须依据学习法，否则便会因缺乏针对性和可行性而不能有效地达到预期目的。教学的方法很多，护士可以根据健康教育的目的选择合适的教学方法。常用的健康教育的方法如下。

（一）讲授法

讲授法是护士通过语言系统向学习者描绘情境、叙述事实、解释概念、论证原理和阐明规律的教学方法，是最常用、最基本的一种健康教育手段。健康学习者属于个体、家庭、社区、社会，都可能采用此方法，如借助媒体或到社区进行健康知识专题讲座，家庭访视、住院患者的健康教育等均适用。

1. 特点　由于讲授法包括讲述、讲解、讲读、讲演等形式，决定了其适用面广、主题性强的特点。但可能存在专业性太强导致科普效果不好、受众多导致个体针对性不强及学习者主观能动性弱等缺点。

2. 注意事项

（1）宜选择光线充足、温湿度适宜、空气流通、学习音响设备良好的场所。

（2）教育者应选择符合学习者需求的讲授内容，讲授内容要科学、严谨。

（3）教育者应掌握一些讲授技巧，采用灵活、多样的讲授方法，使用通俗易懂的语言，准备文字资料、幻灯、图片等辅助资料，选用贴近生活的案例，以帮助学习者理解讲授内容及增加讲授内容的趣味性。

（4）讲授时，讲授者应尽量与学习者进行互动，可以提问等形式及时了解学习者掌握知识的情况。

（5）合理安排讲授时间，以 30~60 分钟为宜。

（6）讲授结束后，最好留出一点时间与学习者交流，回答听众的提问。

（二）讨论法

讨论法是针对学习者的共同需要或存在的相同健康问题，以教师为主导，学习者为互动主体，围绕某一主题开展讨论，以小组（一般 5~7 人）或团体的方式进行健康信息的沟通与经验交流。在讨论过程中，成员各抒己见，集思广益，学习者之间可以相互学习，护士关注讨论内容，及时给予指导，并注意把握讨论方向，鼓励所有成员积极参与。护士在组织讨论之前，可以先讲授或事先布置讨论主题，发放相关资料和（或）教具，让参与者对讨论问题有所准备。讨论结束注意及时评价效果。

1. 特点 参与讨论者有机会发表自己对所学内容的理解、体会和感受，有利于调动其学习积极性；在获取知识、分享感受与经验的过程中加深对问题的认知，有利于其态度和行为的改变。但讨论法存在费时、易偏题、参与概率不均的不足。

2. 注意事项

（1）讨论前须确定讨论主题，告知参加人员讨论的内容，拟出讨论大纲，制定讨论规则，如每个人发言的时间等，备好必需的健康教育资源。

（2）教育者应将年龄、健康状况、教育程度等背景相似的学习者组成一组。每组讨论人员一般以 5~7 人为宜，最多不超过 15 人。

（3）小组讨论人员应以圆形或半圆形就座，以便于小组人员的交流。

（4）在讨论前，教育者应先介绍参加人员、讨论主题、时间及注意事项等；讨论中，教育者要当好组织者和引导者，注意控制时间、引导发言、调节气氛；讨论结束后，教育者应对讨论结果进行简明扼要的归纳总结。

（三）阅读指导法

阅读指导法是教育者指导学习者阅读书籍、小册子、报刊、传单等资料，以获得相关健康知识的方法。运用阅读指导法的前提是学习者需具备一定的阅读能力。

1. 特点 阅读指导法不受时间和空间限制，学习资料可长久保存、随时查阅，且有一定阅读和理解能力的人均可接受，故使用范围广，适应性强。但是学习者往往只阅读与自己相关或感兴趣的资料，提前准备适合每位学习者需要的资料难度较大；资料信息更新难度大，一旦资料印刷成册，其信息变动周期较长。

2. 注意事项 为了提高教育效果，可适当配以挂图、图表、照片、壁报等可视性强、色彩明亮、对比适度的材料以帮助学习者理解。如对小儿采用卡通图片效果更佳。

（四）直观演示法

直观演示法是护士通过展示各种实物、教具，进行操作示范，或通过现代化教学手段，使学习者获取知识、掌握技能的教学方法。其是一种针对性强的健康教育手段，可广泛运用于社区健康教育、家庭访视及护理专科门诊。直观演示法常配合讲授法和谈话法（回答法）一起使用，示范同时给予解释、提问、答疑，使学习者能仔细了解操作步骤及要点，必要时学习者在护士的指导下进行练习，直至掌握该项操作。直观演示法对护士的专业知识、技能的应用能力和沟通能力要求较高。如果护士能很好满足学习者的需要，容易建立起良好的照护关系。如在伤口护理专科门诊，接诊糖尿病足患者后，评估伤口情况、相关因素，制定治疗方案和伤口护理方案并实施，对患者及家属通过演示法进行相关知识、技能培训，在相应时间段内对伤口给予阶段及全程评价，及时修订计划，进行有效管理，以保证伤口护理达到最佳效果。在糖尿病足伤口管理中，健康教育不仅存在于培训过程，还贯穿伤口管理的全阶段。

1. 特点　此法直观性强，有利于激发学习者的兴趣；教育者可根据学习者的特点安排示范进度、重复示范，有利于学习者较快掌握某项技能操作；学习者掌握某项技能时，可获得成就感，对学习有促进作用。但直观演示法要求护士具备良好的专业能力及沟通能力；要求学习者听、看、理解及动手能力要达到一定水平；另外需要注意，一些专业性教具不适合所有场合。

2. 注意事项

（1）演示的位置和方向直接影响学习效果，故要求演示者位于学习者的视线范围内，使全部学习者都能看清楚。

（2）演示时动作宜慢，将动作进行分解，配合口头说明，便于学习者理解和接受。

（3）演示者要规范操作过程中每个环节的动作，否则会影响学习者对动作要领的掌握。

（4）演示结束后，安排一定时间让学习者进行练习，教师给予指导，注意沟通时应多鼓励、少批评、不责备，利于学习者习得相关技能。

（五）案例教学法

案例教学法的核心是"以病例为先导，以问题为基础，以学习者为主体，以护士为主导"的教学方法，适用于个体、家庭、社区的健康教育。在社区进行案例教学时，以小组讨论形式呈现，将讨论主题变更为案例即可。如到社区进行针对慢性阻塞性肺疾病的健康教育，可以先设置一个包括发病危险因素、病因、发病机制、临床表现的典型案例，进行小组讨论，然后再逐一分析上述内容，提出针对性强的治疗护理措施，通过通俗易懂的方法进行讲授，并发布健康教育小视频，如科普漫画、微课等（即结合数字化教学法进行碎片化学习，巩固讨论、讲授内容），最后进行健康教育效果评价。

1. 特点　针对性及参与性强。不足：需要学习者具备一定的与主题有关疾病和（或）健康问题的经验或认知水平。

2. 注意事项　健康教育前应先进行调研，了解学习群体的需求程度，列举受众广、针对性强的疾病，有利于调动学习者的积极性。

（六）角色扮演法

角色扮演法是一种情景模拟活动。学习者模拟某一角色，将角色的言语、行为、表情及内心世界表现出来，以学习新的行为或解决问题的方法。角色扮演具有两大功能：一是具有测评的功能，在情景模拟中，可以测评学习者的内心世界；第二是培训功能，可以帮助学习者通过角色扮演了解健康教育相关的知识。如针对家庭心理健康问题，通过互换角色的扮演，有利于帮助家庭成员发现各自存在的问题，学会换位思考，在解决自身问题的同时，帮助家人，共同成长。

1. 特点　角色扮演法的参与性较强，健康教育双方互动交流充分，可以提高学习者的积极性；通过学习者之间的互动点评，帮助学习者认清自己的优势和不足，并掌握改善方式，因此教育的实效性较强。但角色的筛选、把控及观众的共鸣程度变异较大。

2. 注意事项

（1）角色扮演前，教育者应组织主题编排、角色分配与排练。

（2）角色扮演时，教育者应介绍此项教育活动的目的与意义，简单介绍剧情及角色扮演人。

（3）角色扮演后，应进行讨论，让学习者真正获得知识。

（七）情境教学法

情境教学法是指在教学过程中，护士有目的地引入或创设具有一定情绪色彩的、以形象为主体的生动具体的场景，以引起学习者一定的态度体验，从而帮助学习者理解教材，寓教学内容于具体形象的情境之中的教学方法。情境教学法适用于社区、社会层面的健康教育。如针对急性心肌梗死"自救"与"呼救"并重的健康教育，实施教育团队，将"自救""呼救"过程编排为情境戏，到社区进行表演，通过现场收集纸条及表演前后问卷，了解健康教育的效果。

1. 特点　寓教于乐，科普性强。不足：主要由专业人员编排节目，人员、时间安排有一定困难。

2. 注意事项　需要注意科普与娱乐的衔接，内容的情节与逻辑的衔接。

（八）数字化教学法

数字化教学法是以数字化信息和网络为基础，在计算机和网络技术、通讯技术上建立起来的对健康教育的学习者进行知识、技能传授的教学方法。如利用多媒体教室进行教学活动；或开发各种健康教育的慕课、微课，借助微信平台对学习者实施健康教育。数字化教学法往往应用图片、录像、视频、动画等为学习者提供较形象、直观的画面，有助于提升学习者习得健康知识和技能。

1. 特点　具有形象化、多样化、学习便捷（可碎片化学习）、趣味性强、适用范围广等特点。此方法通过刺激学习者的视觉、听觉，激发其学习兴趣，教学效果较好；且适用于所有学习者，尤其适合阅读能力较弱者。但需要一定的教学设备（如计算机、投影仪）和场所，或具备一定使用智能化手机的能力（如部分老年人需要帮助）。

2. 注意事项

（1）播放数字化材料时，要求环境安静，空间大小适宜。

（2）数字化材料的音质、画面效果要可靠。

（3）播放时间以 10～20 分钟为宜。

（九）参观法

参观法是指根据健康教育内容，组织学习者进行实地参观、学习，获得新知识和习得间接经验的方法。如通过视频观看手术室正在进行的腹腔镜胆囊摘除术，让择期手术者及家属对手术整个流程有直观的认知，减轻术前焦虑，甚至恐惧心理，利于术后伤口愈合。

1. 特征　直观、效果较好。但进行数字化教学资源辅助参观学习时，需要医院有相关设备；如果是病友之间的观摩学习，如自我注射胰岛素，需要被观摩者的配合等。

2. 注意事项

（1）实地参观前，教育者应先到参观场所进行实地考察，全面了解需要注意的问题，征求被参观者的意见，告知学习者参观的目的、重点和注意事项。

（2）参观中，教育者要维持秩序，给予较充分的参观时间，对学习者提出的问题要及时解答。

（3）参观后，教育者要及时组织学习者进行讨论，鼓励学习者发表看法，需要操作时鼓励学习者进行相应操作。

（十）个别会谈法

个别会谈法是学习者面对单个学习者，通过口头回答的方式，借助启发性问题引导学习者获取知识的方法。

1. 特点　个别会谈法常用于家庭访视、床旁指导、诊治前后，是一种简单易行的健康教育方法。教育双方面对面交流，容易建立融洽关系；教育者易获得学习者的信息反馈，使教育更具针对性，因此有利于满足学习者的个体化需要。但是会谈前教育者须提前做好充分的准备，了解学习者存在的问题，才能确保会谈顺利地实施。

2. 注意事项

（1）教育者应事先了解学习者的基本信息，如年龄、性别、文化程度、家庭状况、职业、个人爱好等。

（2）会谈环境应安静、舒适，尽量避免谈话被干扰。如涉及患者隐私，应选择没有其他人在的房间。

（3）会谈应从最熟悉的人或事物开始，及时观察反应，尊重学习者的想法和意见。

（4）谈话内容应紧扣主题，一次内容不可过多，防止偏离主题。

（5）会谈的时间以 20～30 分钟为宜，以免学习者产生疲倦。

（6）谈话结束时，教育者总结本次会谈内容，同时了解学习者的想法和学习效果，如有必要，预约下次会谈时间。

除以上教学方法外，健康教育还可采用练习法、任务驱动法、自主性学习法、混合式教学法等方法。

总之，"教有法而无定法"，健康教育方法各有特点，教育者可以根据学习者的基本情况采用一种或几种方法灵活应用，对其开展健康教育，以达到提升健康素养、促进健康的目标。

第二节　健康教育的程序

健康教育是以护理程序为框架组织实施的一个连续不断、循环往复的行为过程，包括评估与诊断、制订健康教育计划、实施教育和评价教育效果等步骤。为了确保教育目标的实现，必须科学地设计，周密地组织，有效地实施。

一、评估健康教育资源

评估是指收集相关资料和信息，根据学习者的学习需要、文化背景、身心状况、学习资源等进行科学判断，确定健康教育的内容和方法。评估健康教育需求是健康教育的准备阶段，通过收集学习者的有关资料和信息，对其进行整理、分析，提出护理问题，为下一步健康教育活动的开展奠定基础。

（一）评估学习者的问题

收集内容包括一般状况、健康状况、对健康教育内容的认知程度、社会支持系统等。如护士观察到妻子住院期间血糖波动大是因为深爱着妻子的先生给妻子"加餐"。改变夫妻俩的认知，建立控制饮食是一项重要的治疗措施的理念，形成自觉遵医行为即为护士实施健康教育的主要内容。

（二）评估学习者的准备程度

学习准备包括身体准备、心理准备和学习资源的准备。

1. 身体准备　护士在开展健康教育之前，应先收集相关资料，如针对住院患者，病情是否允许；针对社区老年人的健康教育，他们的听力、视力、行动情况等。根据相关资料进行评估，有利于教学内容、时间、方法的选择。

2. 心理准备　评估学习者的动机、兴趣、需要、认知能力，充分调动个体和（或）群体的学习积极性和主动参与性。如抑郁症患者，是自愿或是顾及家人接受健康教育；在社区进行合理膳食健康教育时，了解社区居民对《中国居民膳食指南（2022）》的知晓度等，以做到知己知彼。

3. 学习资源　包括实施健康教育的对象和采用的工具。如在社区进行普及测血压技能教育，了解参与学习的人数、人员结构，家庭中有血压计的数量，以便安排护士人数及充分准备教学用具，提高健康教育的有效性。

（三）社会文化背景评估

了解学习者的职业、文化程度、信仰、价值观、生活环境、生活方式、行为习惯、经济条件、以往学习经验等，判断学习者的喜好和个性化要求，促进健康教育的顺利进行。

（四）支持系统的评估

充分利用学习者的支持系统，即学习者的父母、配偶、子女、好友和同事等，他们的认知程度及与学习者的疏密关系对学习者的影响至关重要。如对高血压的用药认知程度较高，与父母关系密切的子女，在护士实施相关健康教育时，积极与父母沟通，即可起到事半功倍的作用。

（五）护士自身的评估

护士自身的评估主要包括两方面：一是参与施教护士的人员结构、专业水平、有效沟通能力等；二是健康教育需要安排的时间、环境、设备和材料。以便根据健康教育的具体情况，达到最佳化教育。

二、制订健康教育计划

健康教育计划包括对评估出的问题进行排序、确定健康教育目标、制订健康教育措施及健康教育计划成文等四方面内容。

（一）排列健康教育的顺序

照护对象的健康问题往往是并存，护士应根据照护对象的具体情况排列实施健康教育的顺序，以达到最好的健康教育效果。如慢性肺源性心脏病患者痰液黏稠不易咯出，有吸烟史，尚未戒烟，通过排序，护士首先应解决咯痰问题，健康教育内容为有效咳嗽方法；之后的健康教育应包括缩唇呼吸、戒烟、合理膳食、适量运动、预防感冒等。

（二）确定健康教育目标

健康教育的最终目标是帮助国民了解健康内容，促进国民提高认知，改变不良生活方式，逐渐形成健康生活方式，学会自我照护，推动人人参与、人人尽力、人人享有即"共建共享"的模式，减少疾病发生，实现全民健康。

目标陈述为：主语、谓语、行为标准、条件状语、时间评价。

根据教育内容，可将教育目标分为知识目标、态度目标和技能目标三类。

1. 知识目标　是指学习者通过对健康理论知识的学习所达到的目标。其陈述方式为：护理对象能说出……、护理对象能列出……、护理对象能描述……、护理对象能区别……。如根据《中国居民膳食指南（2022）》讲授"食物多样，合理搭配"准则，包括：①坚持谷类为主的平衡膳食模式；②每天的膳食应包括谷薯类、蔬菜水果、畜禽鱼蛋奶和豆类食物；③平均每天摄入 12 种以上食物，每周 25 种以上，合理搭配；④每天摄入谷类食物 200～300g（其中包含全谷类和杂豆类 50～150g），薯类 50～100g。预期目标是"3 天内患者能说出食物多样，合理搭配的具体内容"。通过患者反馈情况，评价达标效果。

2. 态度目标　指学习者通过对价值的自我认识，导致健康相关态度的形成和改变。其陈述方式为：护理对象能接受……、护理对象能配合……、护理对象能表达……。如患者通过健康教育，决定改变不喜欢吃糙米的习惯，接受煮饭时将 1/3 的精米置换成糙米，并增加摄入蔬菜及水果的种类，即护士制订的态度目标"患者能接受平衡膳食模式"达标。

3. 技能目标　指学习者通过护士的指导和示范，掌握了某种技能，即能正确实施操作。其陈述方式：护理对象能/学会操作……、护理对象能示范……、护理对象能模仿……。如根据《中国糖尿病药物注射技术指南（2016 年版）》指导患者学习自我注射胰岛素，在讲授正确注射技术内容中包括了注射部位的轮换、注射角度的选择、捏皮的手法、胰岛素的贮存、胰岛素混悬液的混匀等。护士拟定目标为"患者在 5 天内学会正确注射胰岛素的技术"。通过学习，患者在 5 天内达标。

（三）制订健康教育措施

健康教育措施是护士帮助照护对象实现健康教育目标的护理活动和具体方法。是护士依据自身专业素质，围绕照护对象需要通过健康教育解决的问题，遵循相关健康教育原则，做出的综合决策过程。如到社区依据《"十四五"健康老龄化规划》进行健康教育，若选择直观教学法，评估该社区老年人的综合情况后，在手册、PPT、微课、演示、角色扮演、情境教学等直观教学中再进行选择单一或多样教学方法，以及是否在直观教学法基础上增加练习法等。

（四）书写健康教育计划

健康教育计划要体现整体护理观，遵循护理程序，根据照护对象生理、心理、社会等需要程度，结合国家卫生部门发布的临床路径，相关疾病的诊治指南、专家共识，相应的法律法规及政策制订。除此之外，健康教育计划还应包括详细的进程、人员、时间、教学地点、设备及教学资料、健康教育记录及评价方式的安排。

书写健康教育计划的注意事项如下。

1. 体现整体护理的内涵，即健康教育涵盖人的整体生命周期，范围包括个体、家庭、社区、社会的层面。

2. 护理程序既是工作方法又是思想方法。

3. 符合健康学习者的需要顺序，对应目标和措施。

4. 涉及国家卫生部门发布过临床路径的疾病，必须参照路径相关内容制订护理临床路径中相应健康教育内容。

5. 健康教育内容要与相关疾病的诊治指南、专家共识，相应的法律法规及政策相吻合。

6. 必须遵循健康教育原则。

7. 灵活应用健康教育的方法。

8. 注意人员、时间、地点、记录等事项的安排。

三、实施健康教育计划

实施是实现健康教育目标的过程，是健康教育程序中最重要的一个环节，是学习者在健康教育者指导下积极主动的学习过程。在实施健康教育计划之前，须对教育者进行培训，使其了解目标和计划。在实施过程中，要根据学员的不同特点及不同需要动态调整教学计划，以达到最佳的教学效果。具体来讲，注意以下几个方面。

1. **时间要适宜**　对于住院患者，教育者掌握患者的就医心态，患者到医院就医的目的就是为了解除疾病所带来的痛苦和威胁，许多患者都希望对自己所患疾病有更多的认识和了解，特别是对所患疾病的原因和诱因及预防措施能有较多的了解，因此对医护人员的嘱咐和要求特别重视，教育者要利用患者的迫切心态，有针对性地进行健康指导，开展健康教育最适宜的时间是入院后 1 ~ 3 天。

2. **应循序渐进**　进行健康教育前，先跟学习者聊聊家常或从简单的询问生活起居开始，等到其已将注意力全部转移到教育者时，即可开始进行拟定的健康教育，这样学习者易于接收教育者的建议和指导，容易记住内容，在与学习者交流时应做到清楚、直言、诚实、有分寸。

3. **注意个体差异**　教育者在教育过程中注意观察学习者的反应，根据其理解程度确定进度的快慢并及时调整。对学习态度消极、学习能力低下者，可通过重复、复述和总结等方式强化学习。

4. **增强趣味性**　选择适当的教具，以增加教学的直观性和趣味性，减少学习阻力，提高学习效果。

5. 及时评价 及时了解健康教育的效果，定期进行阶段性小结和评价。

6. 注意沟通协调 重视与各部门的沟通和配合，根据需要调整计划，以保证计划的顺利进行，计划完成后，应及时进行总结。

实施包括实施前准备、实施、实施后记录三个步骤。

1. 实施前准备 根据健康教育书写内容评估准备情况，核实符合条件，进入实施阶段。

2. 实施 应按计划组织实施，注意实施的整体性与灵活性结合，以便达到最佳健康教育效果。

3. 实施后记录 注意记录实施过程的效果及不足，提供修订依据。

四、评价健康教育效果

健康教育评价与护理程序评价一致，贯穿于健康教育始终。通过评价健康教育目标达成情况，知晓健康教育效果，为进一步实施健康教育、拟定下一步健康教育计划奠定基础。评价的主要方法包括访谈法、观察法、提问法和问卷调查法等。评价包括短期评价、中期评价和长期评价三个阶段。要落实每个个体成长为自我健康的第一责任人和"形成自主自律、符合自身特点的健康生活方式"必须注重效果评价。

第三节　影响健康教育的因素

健康教育过程即护理人员与学习者的"教"与"学"的互动过程。健康教育效果取决于双方对健康教育内容的认知共性和建立良好人际关系两方面，这两方面的满足受到护理人员、学习者、外环境等诸多因素的影响。

一、护理人员方面

（一）专业素质及人文素养

健康教育内容涉及生理、心理、社会等方面，要求护理人员具备扎实的"三基"基础、较强的专科护理能力和人文关怀、人际沟通能力。

（二）科学的思维及方法

护士通过收集、整理资料判断学习者存在的健康问题并对问题进行排序，确立健康教育主题，结合临床路径、指南、共识、相关法律法规及政策制订健康教育计划等过程，需要护士具备逻辑思维、评判性思维、创新思维等科学思维及采取最有利于健康教育的科学方法。

（三）团队建设

健康教育是一个系统工程，贯穿人的整个生命周期和个体、家庭、社区、社会层面。要达到健康中国 2030 年的"提高全民健康素养""形成热爱健康、追求健康、促进健康的社会氛围"的目标，必须全体护理人员行动起来，要求护理人员有组织、有计划地加强健康教育团队建设，提升个体及整体护理人员的健康教育水平。

二、学习者方面

（一）学习者的认知基础

学习者的认知过程包括感觉、知觉、记忆、思维、想象和注意。如学习者的听力、视力、记忆力、思维力、想象力、注意力等因年龄、身体状况不同而异，构成了影响健康教育的因素。

（二）学习者的个性特征及情绪、情感

性格开朗、精神饱满、情绪激昂即达到了"乐学"的境界。积极的学习状态，必然有良好的学习效果。

（三）学习者的需要、动机、兴趣和意志

需要是活动的原始动力，是个体活动积极性的源泉；动机是激发和维持个体进行活动，并使活动朝向某一目标的内部动力；兴趣是动机系统的重要因素，对人的行为具有巨大的拉动和推动作用；意志是人们自觉地确定目标，并根据目标调节和支配行动，克服困难实现预期目标的心理过程。需要、动机、兴趣主要影响着学习者的学习效果，即健康教育的短期效果，健康教育内容是否得到落实，如不良生活方式的改变，需要个体意志的参与。因此，意志是影响健康教育可持续性的因素。

三、教学关系

护士与学习者的关系，是决定教学过程信息输入、输出、转换的关键。良好的关系首先建立在信任的基础上。护士的专业素质、人文素养、有效沟通的能力是树立"威信"的条件；教学方法是传授知识、技能的手段；教学氛围是"教"与"学"人际关系的反馈。因此，在健康教育良好关系的建立过程中，护士发挥着主导作用，同时不能忽略学习者的主体作用。

四、环境方面

环境包括物理环境和社会环境。

1. 物理环境　主要考虑健康教育的具体环境要求，如物理环境方面的光线、温度、噪声、通风条件等。

2. 社会环境　目前正值"确保健康的生活方式，促进各年龄段人群的福祉"这样大力倡导大卫生、大健康的关键时期，需要护士在设置健康教育内容时建立在社会环境需要的宏观视角下，再结合具体情况进行微观调控。

目标检测

答案解析

一、选择题

【A1/A2 型题】

1. 健康教育的核心是（　　）

　　A. 建立个体是健康第一责任人理念

　　B. 有效控制影响健康的生活行为因素

　　C. 形成自主自律、符合自身特点的健康生活方式

　　D. 培养社会人群树立大卫生、大健康的理念

　　E. 帮助个体、家庭、社区群体掌握卫生保健知识，提高健康素养

2. 护士制作 PPT 为血栓闭塞性脉管炎患者讲解吸烟者占发病人数的 60%～95%。戒烟能使血栓闭塞性脉管炎患者病情缓解，再度吸烟又可使病情恶化。主要应用了健康教育方法（　　）

　　A. 讲授法　　　　　　　　B. 讨论法　　　　　　　　C. 演示法

D. 案例教学法　　　　E. 任务驱动法

【A3/A4 型题】

(3~4 题共用题干)

王先生因"心绞痛"入院治疗，病情平衡，准备出院。责任护士再次来到病房进行健康教育。"王叔叔，张阿姨好！明天您可以出院了，出院后要记得""管住嘴、迈开腿"。"对！叔叔，阿姨说得真好！""另外，要记得硝酸甘油或速效救心丸、复方丹生滴丸的保管、服用方法。"王先生："硝酸甘油要避光保存，三种药都要放置在阴凉干燥处，并且要随身携带有药，放在家中的要在触手可及的地方，并要告诉家人。"张阿姨："三种药都是舌下含服。""王叔叔，张阿姨说得太好了！""另外，还要记住药物的起效时间"，张阿姨："三种药在 2~3 分钟内即可起效，如果 5 分钟疼痛不缓解，可以再次含服，15 分钟不缓解，应立即拨打 120 请求救援。"

3. 上述没有反馈责任护士制定的健康教育目标是患者出院前能（　　）

　　A. 概括性说出健康生活方式

　　B. 说出缓解心绞痛的药物种类

　　C. 说出各种缓解心绞痛药物的给药方法

　　D. 说出缓解心绞痛药物的储存方法

　　E. 说出冠心病的高危因素

4. 责任护士的健康教育过程，主要遵循了健康教育原则中的（　　）

　　A. 科学性　　　　　　B. 针对性　　　　　　C. 可行性

　　D. 参与性　　　　　　E. 启发性

二、病例分析题

患者，男，36 岁，2 型糖尿病患者。责任护士通过评估认为患者存在饮食控制不良、不会使用血糖仪等护理问题。结合患者情况，提出了"3 天内学会使用血糖仪"的预期目标，并制作了饮食对血糖影响的 PPT，对该患者实施个性化健康教育，在良好沟通基础上，又以微信形式转发了更多健康教育内容。

1. 责任护士为达成预期目标实施健康教育的主要方法包括哪些？

2. 针对饮食控制的健康教育遵循的原则主要包括哪些？

（王　卉）

书网融合……

本章小结　　　　　　微课　　　　　　题库

第八章　文化与护理

PPT

学习目标

1. 通过本章学习重点把握文化、文化休克、跨文化护理的概念，文化休克的分期、常见症状及预防；文化功能、文化特征、文化对护理的影响，满足患者文化护理需要的策略。

2. 学会运用多元文化护理的相关理论、知识，评估照护对象的文化共性及文化差异，能对不同文化背景的照护对象提供个性化的整体护理及健康教育；具有帮助照护对象保持、调适、重建健康文化及养成有利于健康的生活方式的能力。

护士担负着健康教育的重任，是医学科学普及的主力军，认知文化差异存在于国家、民族、地域、社会、群体、家庭，甚至个体，并通过文化内涵的学习，提升自身文化素养，充分认识影响照护对象健康的各种文化因素，制订符合照护对象文化背景的照护方案，提供适合照护对象文化背景的照护活动。

情境导入

情境描述　2016 年 9 月，浙江大学医学院附属第二医院委派汪四花赴贵州贫困山区台江县人民医院担任院长。5 年精准帮扶，雷厉风行的"四花院长"以爱为薪火，带领台江县人民医院从原来的垫底医院蝶变为具有区域性影响力的县级综合医院。截至 2021 年医院门诊就诊人次增长 189.7%；外县门诊就诊人次增加 663.3%；转诊率下降 63%。这是反映贵州省台江县人民医院 5 年来蝶变的一组数据，也是"四花院长"援贵后的真实写照。这组数据背后，支撑的是"文化兴院，理念先行"，苗语导医，体现关怀；义诊宣教，走村串寨；技术援助，护佑健康等看得见、摸得着、道得出的事迹。

讨论　1. 请阐述你认知的文化与健康的关系。

2. 请结合文化的功能谈知行合一的自我计划。

第一节　文化概述

人类创造了历史，也创造了文化。文化作为社会现象的重要体现，反过来影响着人类的发展，包括预期寿命。个体的生命周期受内因和外因的影响，就外因而言，与社会文化、健康文化息息相关。护士通过干预照护对象的健康认知，促使健康文化传播，缩小与照护对象的文化差异，得到照护对象的认可是前提，学习文化的丰富内涵即是实施护理干预的基础。

一、文化

（一）文化、文化现象与主流文化、亚文化

1. 文化　是一种社会现象，是人们长期创造形成的产物，同时又是一种历史现象，是社会历史的积淀物。文化分为广义文化和狭义文化，广义上的文化是人类在社会历史发展过程中所创造的物质财富和精神财富的总和；狭义上的文化是指社会的意识形态及与其相适应的文化制度和组织机构。确切地

说，文化是凝结在物质之中又游离于物质之外的，能够被传承的国家或民族的历史、地理、风土人情、传统习俗、生活方式、文学艺术、行为规范、思维方式、价值观念等，它是人类相互之间进行交流的普遍认可的一种能够传承的意识形态，是对客观世界感性上的知识总结与经验的升华。

2. 文化现象 指人类文化发展过程中呈现出的某种外部状态和联系，具有个别、具体、可直接观察和经验性等特点。文化现象是文化发展中带有典型和标志作用的事情，它是群众在共同需要、共同心理的基础上所形成的并不断给予陶冶的结果。文化现象是人们对现象的感受上升到理性概括的认识产物。如酸、甜、苦、辣、咸代表了中国饮食文化的地域差异，其中咸即与高血压有关。我国高血压具有"南低北高"的流行病学特点，原因很多，但北方食盐量高于南方是其中主要原因之一。倡导健康生活方式是每位护士健康教育的主要课题，是让社会群体对健康生活方式达成共识，促进认知参差不齐的个体在健康生活方式的陶冶下，共同进步。

3. 主流文化与亚文化 任何社会都有主流文化与亚文化之分。

（1）主流文化 又称官方文化，是一个社会、一个时代受到倡导的、起着主要影响的文化。健康中国强调健康优先，故健康生活方式即属于主流文化的重要构成部分。

（2）亚文化 又称集体文化或副文化。当社会某一群体形成一种既包括主流文化的某些特征，又包括一些其他群体所不具备的文化要素的生活方式时，这种群体文化被称为亚文化。它是在主流文化或综合文化的背景下，属于某一区域或某个集体所特有的观念和生活方式。一种亚文化不仅包含着与主文化相通的价值与观念，也有属于自己文化的独特的价值与观念。亚文化是一个相对的概念，是总体文化的次属文化。如通过死亡教育，让每个个体懂得更理性、更成熟地对待生命。在目前看，死亡教育在我国属于"敬畏生命"教育的亚文化。

（二）文化的特征

文化是一个内涵丰富、外延广泛的复杂概念，具有以下特征。

1. 获得性 个体通过后天各种教育熏陶，接受文化，形成自我的价值观、知识结构、生活态度和行为准则等。

2. 共享性 文化是人类共有的，是人类历史的产物，不能为群体共享的就不是系统文化。文化首先发生在某个特定区域，而后发展和成熟，再被其他区域的人们接纳、吸收和同化，最后成为人类共有的文化。如中医的针灸，开始不被西方国家认可，自2003年巴黎的全欧洲中医药专家联合会推广后，西方医学界已经越来越多地了解和认同针灸的功效，迄今为止，针灸已经传播到全球140多个国家和地区，为保障全人类的生命健康发挥了巨大的作用。

3. 继承性 文化是社会历史的积淀物，一经产生就会被世人传递和继承。可以认为，没有继承，即没有文化。但继承不等同于没有更新。如清明节文明祭奠，既是祭祀文化的传承，又不等同于传统的祭祀活动。而传统的祭祀活动作为一种文化现象，在一些旅游景点以表演的形式保留下来。

4. 民族性 文化具有鲜明的民族特点，通过民族的生产和发展，逐渐形成了自己民族的传统和习俗。在一定的民族范围内，不同形态的文化姿态各异。如传统节日、饮食文化、服饰文化等，无不渗透着民族的特色。

5. 适应性 一种文化特质或模式能持续下去，是因为其有适应性。一个社会或一个组织具备可持续发展性，与其文化元素具有适应性相关。如医院具有医护人才"走出去，请进来"的管理理念，与世界交流，学习先进医学知识和技术，适应医学发展的需要，甚至在某些领域达到或超过世界先进水平。

知识链接

一定要让患者活得有尊严

"一定要让患者活得有尊严"是国际造口师，全国卫生系统先进工作者、上海市三八红旗手、复旦大学附属金山医院创面诊疗中心副主任蔡蕴敏的承诺。从事临床护理工作34年、伤口护理25年的她独创出"问、闻、评、判、断"的五步工作法，治愈无数严重压疮、老烂脚、糖尿病足等疑难伤口。她的足迹遍至金山区多个乡镇、街道及敬老院……。她是医院出了名的细心、耐心、有爱心的护士。一次，在护理造口患者时，患者的大便喷了她一脸，她擦掉脸上污渍，继续护理该患者；小雪从大二起患上了不治之症——腹膜假性黏液瘤，痛苦不堪。蔡蕴敏就主动利用休息时间，风雨无阻，历时11个月，84次上门为小雪换药，让小雪感悟到蔡老师让她能"继续在天堂里微笑"。

（三）文化的功能

文化的功能可以从不同的层面诠释。从个体层面上看，文化可以塑造个人人格；从团队层面上看，文化起着目标、规范、意见和行动整合的作用；而从整个社会层面上看，文化发挥着社会整合和社会导向的功效。

1. 社会导向功能　文化具有在传承中发展，在发展中创新的属性。它可以帮助人们认识自然、认识社会、认识自我，提供符合社会需要的运行模式。如1977年美国医学家恩格尔提出的"生物－心理－社会"医学模式，促进了护理事业的发展及整体护理观的形成。

2. 整合功能　包括价值整合、规范整合和结构整合三个方面。如推进健康中国建设遵循的第一项原则即为"健康优先。把健康摆在优先发展的战略地位，立足国情，将促进健康的理念融入公共政策制定实施的全过程，加快形成有利于健康的生活方式、生态环境和经济社会发展模式，实现健康与经济社会良性协调发展"。统一了认知标准"把健康摆在优先发展的战略地位"；统一了有利于健康的发展模式"加快形成有利于健康的生活方式、生态环境和经济社会发展模式"；统一了"实现健康与经济社会良性协调发展"的价值观念。

3. 区分功能　在不同群体、民族、地域或国家之间，文化所表现的区别最为深刻。如一些少数民族有"女性吸烟"的习俗。

4. 反向功能　文化不仅具有正向功能，还具有反向功能。美国学者R·默顿认为，社会并非总是处于整合状态，非整合状态也兼而有之。个人和（或）群体在其认知的驱动下违反社会规范而行之，这种非整合状态和违规行为并非偶然，而是文化功能的一种表现形式。如教育结构让每位符合录取分数段的个体步入医学殿堂，更多的人成长为具备医者精神"敬佑生命，救死扶伤，甘于奉献，大爱无疆"的医护工作者，但也有极少数人，利用所掌握的知识和技术，从事与医者精神相悖的医疗活动。前者是文化的正向整合功能的表现，后者是反向功能的表现。正向功能保持社会体系的均衡，反向功能破坏这种均衡。

5. 塑造功能　文化不是天生的，而是通过后天培养而习得。个体通过接受各种文化教育，不断促进个性的形成和发展，掌握各种技能，形成正确的世界观、价值观和人生观。

二、文化休克　🅔微课

（一）文化休克的概念

文化休克又称文化震撼或文化震惊，是1958年由美国人类学家奥博格提出的一个概念，是指个体从熟悉而固定的文化环境到了一个陌生的文化环境时，因固有的观念、思维方式、价值标准、行为方式等发生改变，感受到明显的不适、无助、茫然、失落、焦虑、敌意，甚至产生愤怒或绝望情绪的一组身心综合征。

（二）文化休克的原因

1. 社会角色的改变　当个体从一个熟悉的环境突然到了一个陌生的环境时，原来扮演的社会角色会发生改变，当个体不适应这种改变时，即会产生沮丧、焦虑，甚至恐惧心理。如某护士到外地进修时，因生活环境、人际关系、学习压力、思念亲人等，出现焦虑，甚至失眠。

2. 风俗习惯的差异性　不同地域、民族、国家形成的风俗习惯各异。如我国传统文化中，将红色视为"喜庆""吉祥"的象征，在重大节日或者婚庆场所，着红装、挂红灯笼、贴红"喜"字；而视白色为哀悼、黑色为肃穆的象征，在丧礼场所着黑装，戴白花，表示对逝者的敬意。但在西方文化中，则有白色象征纯洁，黑色象征典雅的说法。故在婚礼上新娘着白色婚纱，参加婚礼的女性穿黑色的衣服。

3. 价值观的矛盾和冲突　长期形成的母文化价值观与其他文化交融时，可能产生不和谐或相抵触情形，造成个体无可适从。如诊断为"前置胎盘伴胎盘植入"的患者，医生在拟定治疗计划时包括孕期补铁、药物刺激红细胞生成、自体献血和输血、术前血液稀释以及分娩时使用细胞回收自身输血装置等措施。沟通后，由于宗教信仰，患者拒绝了自体献血和输血以及术前血液稀释的选择，只接受补铁治疗、药物刺激红细胞生成、细胞回收器自身输血等维持一定有效循环血量的措施，并表示即使付出生命的代价，也不接受大出血时必要的异体输血。

4. 沟通障碍　沟通可分为语言沟通和非语言沟通两种，其主要取决于信息的发出、转换和接受情况。沟通障碍是人际之间、团体之间交流意见、传递信息时所存在的困难，包括语言障碍、观念障碍和气质障碍。每个个体因个性差异、思想观念不同、文化修养不同，对资讯的筛选、接受各异。特别是人到了一个新的环境，如果适应性不强，极易出现沟通障碍，导致沟通双方表达思想、交流信息时出现误差，观念发生冲突等。在与照护对象沟通时，护士应注重评估照护对象情况，若可能出现语言交流不畅，可以选择如科普漫画等非语言沟通形式，避免由于语言沟通过程理解的偏差、冲突的发生，从而发挥精准健康传播的功效。

5. 孤独　主要是物理环境、人际关系的改变，致使个体产生无助和孤独。

6. 个体差异　接受新的文化，产生不适往往与个体的年龄、性格、性别、经历、知识水平等有关。

（三）文化休克的分期

文化休克可以经历四个阶段，即蜜月阶段、沮丧或敌意阶段、恢复调整阶段及适应阶段。

1. 蜜月阶段　又称兴奋期。指人初到一个渴望的新环境，由于有新鲜感，表现出对人文景观的好奇，情绪处于亢奋状态。一般持续几周至数月不等。

2. 沮丧或敌意阶段　又称意识期。是指兴奋期过后，个体体会到的是更多的不一样，如语言、人际关系、生产生活方式、思维方式、价值观等，从而逐渐产生倦怠、烦躁、易怒、无望、失落，甚至焦虑、敌意、恐惧，或对周围的人、事物漠不关心等心理。这个阶段因人而异，可持续数周、数月甚至更长时间。此期是文化休克过程中最严重、最难度过的时期。

3. 恢复调整阶段　又称转变期。个体在经历了一段时间的沮丧和迷惑后，开始尝试适应新环境，努力寻找文化的差异和可交融之处，调整心态，接纳差异，汲取优点，以良好的心态迎接改变。

4. 适应阶段　又称接受期。是指个体接受了新环境中的文化模式，进行了母文化与新文化的整合，建立起符合"新""旧"文化要求的生活方式、行为习惯、价值观念等，即已达到"入乡随俗"。

（四）文化休克的常见症状

1. 焦虑　是最常出现的情绪反应，是预期发生某种灾难性后果的一种紧张情绪。焦虑属于机体保护性反应。在心理应激状态下，适度的焦虑可以提高个体的警觉水平，伴随焦虑产生的交感神经系统的激活可提高个体对环境的适应和应对能力；但如果焦虑过度或不适当，即对身心有损害作用。

2. 恐惧　是一种企图摆脱已经明确有特定危险的、可能对生命造成威胁或伤害情景时的心理状态，伴有交感神经兴奋，肾上腺髓质激素分泌增加，全身动员，但个体明显感到无力对抗危险，只有采取逃避。过度或持久的恐惧会对个体产生严重的不利影响。

3. 敌意　是憎恨和不友好的情绪，多表现为辱骂和讽刺，有时伴有攻击性欲望和行为。

4. 沮丧　由于对陌生环境不适应而产生的失意、悲伤等情感。

5. 无助　感觉势单力薄，无任何社会支持力量可依靠，表现为被动、软弱、无所适从和无能为力。

6. 绝望　没希望，万念俱灰，对自己和他人都完全失去了信心的一种心理体验。

（五）文化休克的预防

文化休克并非发生于每个个体，也并非不能避免，只要做到充分准备、主动适应并积极寻求支持系统，一般情况下即能良好适应。

1. 充分准备　提前了解新环境的文化背景，培养跨文化沟通交流能力，必要时进行针对性模拟训练，提升适应能力。

2. 主动适应　进入新环境后，尽早与外界接触，注意摸索融入其中的方式和途径，接纳自己，包容他人。

3. 积极寻求支持系统　若进入新环境后，通过上述策略，对新文化的冲击仍然感觉明显，应该积极寻求支持系统，如亲朋好友、社会团体、专业人士、组织机构等。

第二节　多元文化与护理

文化护理是指在相关主流文化的前提下，护士根据不同照护对象的文化背景采取的针对性护理活动，以满足照护对象多层次需要的过程。

一、文化对护理的影响

护理是以人的健康为中心的照护过程。人是护理实践的核心，既包括照护对象，又包括护理人员，双方的文化背景均会对护理活动产生影响。通过学习文化与护理的关系，护理人员主动在主流文化的社会导向功能、整合功能、塑造功能影响下，了解健康文化的主旨，促进自我成长为精准健康传播者，降低或消除照护对象母文化对健康文化的反向功能，最终达到全民健康的战略目标。

（一）文化背景影响患者疾病的发生与发展

文化中的价值观念、态度、习俗或生活方式可以直接或间接地影响某些疾病的发生、发展及转归。我国是一个幅员辽阔的多民族国家，由于历史、文化、风俗习惯、自然条件等因素的影响，不同地区经济、科技、医药等发展水平的不同，疾病的发生原因也不尽相同。不良的行为和生活方式是慢性病公认的主要影响因素。2016年全球疾病负担研究结果显示：饮食因素导致的疾病负担占到15.9%，已成为影响人群健康的重要危险因素。故在《中国居民膳食指南（2022）》首次提出了"东方健康膳食模式"，倡导健康饮食方式，促进人们习得健康饮食素养。"东方健康膳食模式"的主要特点是蔬菜水果丰富，常吃鱼虾等水产品、大豆制品和奶类，烹调清淡少盐等。这样的膳食模式有力地避免了营养缺乏、肥胖以及相关慢性病的发生，提高了预期寿命，降低了慢性病的发病率。

（二）文化背景影响患者对疾病的认知和临床表现

身处不同文化背景的人对同一种疾病、病程发展的不同阶段反应不同。性别、受教育程度、家庭支持及经济状况等社会文化因素亦会影响患者对疾病的反应。如受教育程度高的人患病后能够积极主动地了解疾病的原因、治疗和护理效果，寻找相关信息与学习相关知识；受教育程度低的人认为治疗和护理与己无关，是医务人员的事情。另外，我国社会文化更容忍女性表达各种各样的情绪，如当众哭泣能得到安慰和同情；而男性可能因受"男儿有泪不轻弹"认知的影响，不轻易寻求支持系统，独自承担对疾病的心理感受，从而不同程度影响了疾病的康复。

（三）文化背景影响患者的就医方式

文化背景和就医方式密切相关。个人在遭遇生理、心理或精神上的问题时，如何就医、寻找何种医疗系统、以何种方式诉说困难和问题、如何依靠家人或他人来获取支持、关心、关注等一系列的就医行为，常常受到社会和文化的影响。如有些个体偏听偏信"神医神药"，导致延误病情甚至危及生命；有部分个体由于工作繁忙或认知缺失，认为能忍即忍，或"自行"服药解决，同样可能导致病情加重或延误抢救时机；有些家长由于对药物起效时间、药物疗程的不理解，在短时间内重复用药或重复就医后未讲述用药史，导致药物过量，发生危险。因此，科学就医已经成为一种官方文化，在《健康中国行动（2019—2030 年）》第三项第一点健康知识普及行动中即强调了此内容。倡导民众"科学就医、平时主动与全科医生、家庭医生联系，遇到健康问题时，及时到医疗机构就诊，早诊断、早治疗，避免延误最佳治疗时机。根据病情和医生的建议，选择合适的医疗机构就医，小病诊疗首选基层医疗卫生机构，大病到医院。遵医嘱治疗，不轻信偏方，不相信'神医神药'。"

二、莱宁格的跨文化护理理论

迈德勒恩·莱宁格是美国著名的跨文化护理理论学家，也是世界跨文化护理协会的创始人。莱宁格认为护理的本质是文化关怀，为患者提供符合其文化背景的文化关怀是护士的职责之一。

（一）跨文化护理理论的主要概念

1. **文化** 指特定群体通过学习获得、共同享有、流传下来的价值观、信念与信仰、规范及生活方式的总称。它可以用来指导特定群体的思维、决策和行动方式。

2. **照护** 指与帮助、支持或促进服务对象健康状况和改善生活方式需要有关的指导性行为。

3. **文化照护** 指以文化为基础，帮助、支持、促进个体和群体习得利于生存、生活、健康及面对疾病、残障和死亡的价值观、信念、信仰及生活方式等。

4. **文化照护共性** 指人们在改善生存状态、生活方式、健康状况和面对疾病、残障、死亡的社会实践中，从文化派生出了照护的普遍、相似或一致性的涵义、方式、准则、模式与标准等。

5. **文化照护差异** 指人们在改善生存状态、生活方式、健康状况和面对疾病、残障、死亡的社会实践中，从文化派生出了照护的不同涵义、不同方式、不同准则、不同模式与标准等。

6. **民间健康系统** 是传统的、当地固有的保健和治疗措施，对治愈疾病或帮助人们有特殊意义和用途。

7. **专业健康系统** 是在特定教育机构中学习，经过正规专业培训的保健人员提供的专业照顾或治疗服务。

8. **跨文化护理** 是通过文化环境和文化来影响照护对象的心理，使其处于一种良好的心理状态，以利于健康保持与促进，或促进疾病康复。

跨文化护理的目标是：护理人员根据患者的社会环境和文化背景，了解其生活方式、道德信仰、价值取向，向患者提供多层次、多体系、高水平、全方位有效的护理，使其处于一种良好的心理状态，愉快地接受治疗和护理。

跨文化护理的实施过程（护理照护决策和行为）包括文化照护保持、文化照护调适和文化照护重建。是指通过帮助性、支持性和促进性的专业文化行为或决策，帮助特定文化中的个体或群体：①维持其利于健康，疾病康复及应对伤残或死亡的照护价值和生活方式，即保持；②适应其他文化，或者在不同文化环境中与他人协作，从而对其健康发生积极影响，即调适；③改变其价值观与生活方式，或塑造一个全新的健康生活方式，即重建。

（二）跨文化护理理论的日出模式

莱宁格以"日出模式"（图 8-1）表达和解释其跨文化护理理论以及各概念之间的关系。"日出模式"包含 4 个层次。

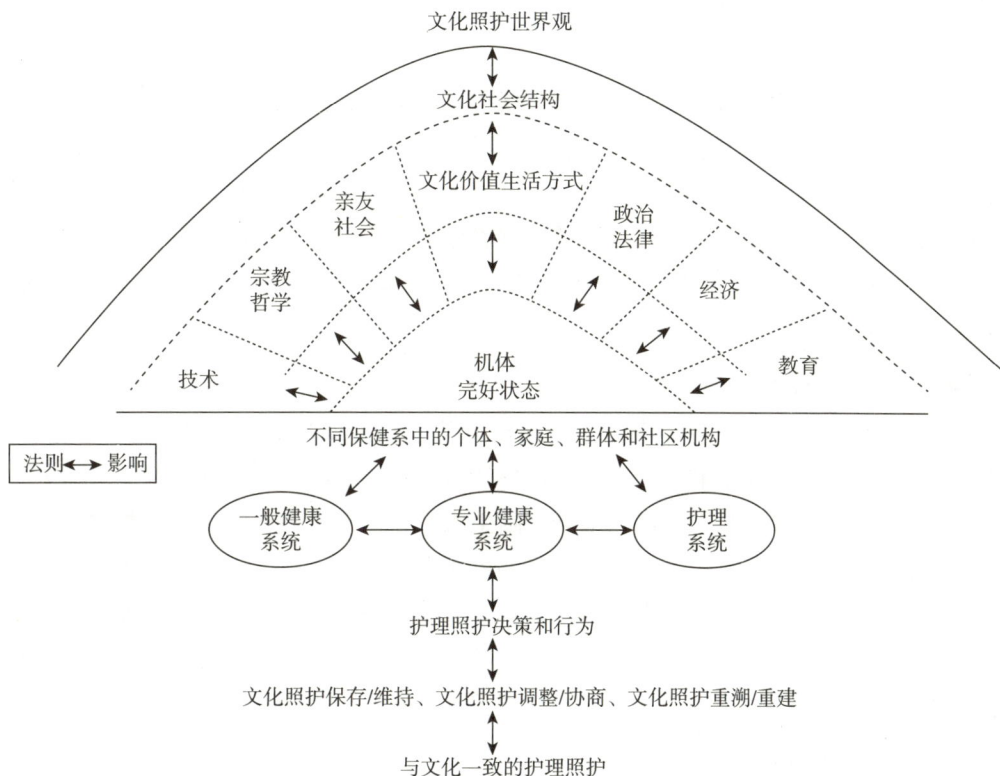

图 8-1 莱宁格的"日出模式"

1. 世界观、文化与社会结构层 相当于系统中的超系统，位于整个模式图的最顶层。第一层内容表明，人类照护与他们的文化背景、社会结构、世界观、环境内容密不可分。社会结构指某特定文化的构成因素，包括政治与法律、宗教与哲学、价值观、教育、经济、技术、亲缘与社会关系、生活方式等。特定文化中的个体或群体受社会结构的影响，选择和接纳新的文化。

2. 照护对象层 第二层提供了个体、家庭、群体和社会机构等照护对象的文化背景及对健康文化的理解与期望。

3. 健康系统层 分为民间健康系统、专业健康系统和护理系统。第三层阐述了各系统的特征、方式及相互影响。一般健康系统与专业健康系统在理念与实践方面的差异影响着个体的健康和吸纳健康文化的程度。

4. 护理照护的决策和行为层 包括文化照护保存/维持、文化照护调整/协商、文化照护改造/重建三个方面。护士通过评估，对符合健康文化、与健康现状不相冲突的原有文化给予维持；对于不完全符合健康文化及健康现状的部分，通过协商，进行取舍、补充、完善，调适为健康文化，促进照护对象的健康；对于与现有健康相冲突的文化内容，通过健康教育，协商并实施"破旧立新"，促进形成健康生活方式等，实施重建文化的照护。

在跨文化护理实践中，依据莱宁格"日出模式"的层次执行护理程序。收集照护对象的文化背景，评估并诊断有关文化的共性及差异，据此选择性进行文化照护，并不断评价、反馈文化保持、文化调适和文化重建的效果，从而为照护对象提供高效的文化照护。

三、满足患者文化护理需要的策略

由于个体所处的社会环境和文化背景的不同，价值观、信念、习俗和生活方式也不同。因此护士应充分尊重不同文化背景下患者的文化需求，提供符合其文化需要的个性化整体护理，预防或减轻患者住院期间的文化休克，促进其全面康复。

（一）尊重患者的风俗习惯

为了满足患者不同的文化需求，护士应了解与研究不同种族、民族、区域的健康观、疾病观及护理保健手段；增加不同种族、不同民族的文化知识，以融入文化护理。我国是一个多民族国家，不同民族之间在自身发展过程中形成了不同的文化体系，对健康、疾病、生死观、价值观和生活方式等方面均存在认识上的差异，因此导致不同的民族文化习惯，宗教信仰、饮食习惯等方面不同。如"南人食米，北人食面"，这是南北主食的两大食俗类型。因此，要对不同对象提供相应的护理，就必须了解不同种族、民族、区域的文化和习俗。

（二）帮助患者尽早适应

对于患者来说，医院是一个陌生环境，适应新环境受个人知识背景、认知能力、性格特征、性别、角色扮演等个人因素及物理环境、社会人文环境的影响。患者入院后，由于环境、人际关系、扮演角色、日常生活的改变，承担着与家人分离、独处于陌生人之中，缺乏沟通的孤独；加之对疾病、治疗方案认知不足，容易产生焦虑、恐惧等心理，严重时即可能发生文化休克。因此，护士应关注患者，给予人文关怀，做到接待热心、护理精心、听取意见虚心、诊疗细心和解释耐心。主动向患者介绍入院须知、住院环境、人际关系、病情及遇到问题后如何寻求帮助等，使患者尽快适应新环境、新角色，对自己所患疾病有所了解，避免或减少焦虑、恐惧等心理现象，杜绝文化休克的发生。

（三）尊重患者的内心体验和感受

我国是多民族国家，个体所处的文化背景和社会生活环境不同，其生活方式与习惯、道德、信仰、价值观和认知水平等差异较大，对健康问题有不同的解释方式、应对模式和感受。护士应从患者的角度出发，体谅其语言和行为，做到"用患者的眼睛看世界，用患者的心来感受世界"。不能因为患者使用了与专业不同的文化模式，甚至是违背科学的认知来解释事情的发生及健康问题时，就认为患者荒唐可笑，不可理喻。此时护士应根据患者的知识结构、认知水平、文化背景等采取更有效的沟通方式，以科学的认知态度引领患者，促使患者正确理解。

（四）建立适合文化现象的护患关系

护士与患者之间要建立符合文化现象的治疗性人际关系。由于护患双方具有属于自己的感知、智力、情感、意志、人格特征及生活经历，对健康与疾病的看法不同，在护患交往过程中，势必影响护患沟通和护理效果。故护士在与患者沟通时，特别是进行健康教育时，要认真评估患者情况，沟通时注意应用技巧，使用俗语而非术语，必要时灵活应用非语言沟通方式，让患者体会到护士的真诚，有利于良好护患关系的形成，促进沟通的有效性和精准性，最终达成促使患者成长为自我健康的第一责任人及自我慢病管理者的护理目标。

（五）理解患者对疾病的反应

护士在工作中，应动态地了解患者的健康问题、患者对健康问题的表达和陈述方式。正确理解患者对疾病的反应。东方文化强调人与自然、人与人之间的和谐。当人们的心理挫折无法宣泄时，往往会产生压抑，或以否认、逃避、合理化及外射等防卫机制来应对，或表现出身体的不适如头痛、食欲不振、心悸胸闷等症状。如果护士进一步询问，大多数患者会描述自己的内心困忧、人际关系和文化冲突，此时护士应注意沟通方式，不宜直接指出患者存在的心理问题，以免患者对问题的否认。护士应进一步验证提出的问题，鼓励患者及其家属参与，共同制订符合患者文化需要的护理方案，促进问题的解决。

（六）帮助寻找支持系统

家庭和社会是患者重要的支持系统。护士应了解患者的家庭结构、家庭类型、家庭功能、亲子关系、教育方式等情况，利用家庭系统的力量预防文化休克。如在住院儿童的护理中，可充分利用父母的爱心和责任心，帮助患儿克服孤独感，及时应对和解决问题。同时还要在适当的时候寻求社会的援助和支持，帮助患者度过难关。

护理工作的对象是具有不同文化背景的人，其护理的目的是满足服务对象的需要、促进服务对象的健康。因此，护士作为文化护理的提供者，应具备良好的专业和文化素养，努力学习各种社会文化知识，掌握不同对象的价值观念、文化信仰、风俗习惯、生活方式等因素，根据这些因素对健康、疾病的影响，制订切实有效的护理计划，提供符合服务对象文化需要的优质护理服务。

目标检测

答案解析

一、选择题

【A1/A2 型题】

1. 全国一盘棋，"把健康摆在优先发展的战略地位"以推进"健康中国"的建设，即体现了文化的（　　）

    A. 社会导向功能　　　　B. 整合功能　　　　C. 传播功能

    D. 区分功能　　　　　　E. 塑造功能

2. 护士长对新入职的护士倍加关爱，她的亲和力感染了整个团队，避免了新入职护士的诸多不适应，主要克服了引发文化休克的（　　）

    A. 社会角色的改变　　　B. 风俗习惯的差异性　　C. 价值观的矛盾和冲突

    D. 沟通障碍　　　　　　E. 个体差异

【A3/A4 型题】

（3～4 题共用题干）

患者，男，42 岁。在近期单位组织体检时，实验室检查提示胆固醇增高，患者因有冠心病家族史，主动向社区护士咨询如何科学饮食。通过沟通，护士得知其有吸烟史达 20 余年，平素运动较少，因工作原因晚上有时熬夜，近期经常失眠。

3. 患者向社区护士咨询健康生活方式，即向社区护士寻求（　　）

    A. 照护　　　　　　　　B. 文化照护　　　　　C. 文化照护共性

    D. 文化照护差异　　　　E. 跨文化护理

4. 社区护士与患者共同制订改变其不良生活方式的计划，针对患者的具体情况，需要实施的跨文化护理属于文化照护（　　）

    A. 保持　　　　　　　　B. 调适　　　　　　　C. 修订

D. 协商　　　　　　　E. 重建

二、病例分析题

患者，男，48岁。既往有"高血压"病史5年，间断服用复方利血平片、硝苯地平，血压控制在130～150/90～100mmHg。患者属于典型的A型人格特征，因工作需要有时会加班熬夜，平素口味较重，常说"不咸不香"，有吸烟史20年余。

1. 罗列出患者需要提供文化照护的5项内容。

2. 社区护士通过有效沟通与患者共同制订了护理计划，有2项迅速达到预期目标，说明社区护士的文化照护发挥了文化的什么功能？体现了文化的什么特征？

（何　求）

书网融合……

本章小结　　　　　微课　　　　　题库

第九章　护理与法律

学习目标

1. 通过本章学习重点把握护理差错与医疗事故；护生临床实习的执业权限、护士执业注册的法律规定、护士执业中的法律责任及护理工作中潜在的法律问题。

2. 学会应用相关法律知识自觉维护护士和照护对象的合法权益，具有依法执业、维护法律主体、促进护患和谐的意识。

在护理实践中，由于护理对象的特殊性、疾病的复杂性、职业的高风险性、医疗护理技术的局限性等以及我国法制的健全、完善，人们维权意识的增强，护理中的法律问题已引起护理学术界和每位护理人员的高度重视。护理人员在掌握专业知识和丰富的人文知识同时，应积极学习护理工作中涉及的法律法规，自觉依法从事护理活动，在充分保护护理对象合法权益的同时，维护自我的法律权利，用法律手段为护理活动保驾护航，促进护理专业的发展。

❯❯ 情境导入

情境描述　程女士陪同家人到遵义某医院看病，休息时在大厅靠椅上"睡着"了。路过大厅的护士龚琨舒凭借余光看到了程女士仰头张口呼吸，便警觉起来上前询问，观察到程女士呼吸困难、四肢僵硬，初步诊断程女士可能出现了急性呼吸窘迫综合征，需要及时抢救，否则可能出现四肢痉挛、嗜睡、昏迷，甚至危及生命。龚护士立即和同事将程女士送往急诊室抢救，确诊为"突发过度换气综合征"，挽救了患者生命。面对感谢，龚琨舒则表示"我相信当时的情况，无论是遇见任何一位医护人员，都会一样，为患者争取抢救时间，因为这是作为一医务工作者最基本的职业素养。"

讨论　1. 龚护士维护了程女士的哪些权力？
　　　　2. 作为护生，你应如何维护法律主体的合法权益？

第一节　概　述

法律是由国家立法机关制定的，规范人们行为的准则，其严肃性、公正性及强制性是其他规范手段都无法替代的。在护理活动中，会涉及护士和照护对象这对法律关系主体的权利、义务及责任问题，通过学习相关法律，护士能够做到依法执业，保障法律关系主体的法律权利不受侵犯。

一、法律法规的概念

法律法规指中华人民共和国现行有效的法律、行政法规、司法解释、地方法规、地方规章、部门规章及其他规范性文件以及对于该等法律法规的不时修改和补充。法律有狭义与广义之分，狭义的法律指国家立法机关制定的规范性文件，包括法律、法令、条令等具体形式；广义的法律泛指国家制定或认可并由国家强制力保证执行的行为规则。法律法规放在一起时，法律是指狭义上的法律，法规则主要指行政法规、地方性法规、民族自治法规及经济特区法规等。

二、我国医疗卫生法律法规

（一）医疗卫生法的概念

医疗卫生法是由国家制定或认可，并由国家强制力保证实施的关于医疗卫生方面法律规范的总和，是我国法律体系的一个重要组成部分。医疗卫生法通过对医务人员及照护对象在医疗卫生和医疗实践中各种权利、义务、责任的规定，调整、确认、保护、发展良好的医疗法律关系和医疗卫生秩序。

（二）医疗卫生法的特征

1. 以保护公民的生命权、身体权、健康权为宗旨　医疗卫生法的主要作用是维护公民的身心健康，体现在保证公民享有国家规定的生命权、身体权、健康权及惩治侵犯公民上述合法权利的违法行为。

2. 技术规范和法律有机结合　从法律上规定了坚持以人民为中心，为人民健康服务，提高公民健康水平，最大限度地保障了照护对象的权益。

3. 调节手段多样化　从可能侵害人体生命权、身体权、健康权的多方面、多层次立法，并吸收、利用了其他部门的法律，增加了调节手段。

4. 彰显法律的公平、公正性　从法律角度保障照护对象合法权益同时，规定了照护对象的责任及义务，以确保医务人员的合法权益及提供安全执业环境。

（三）医疗卫生现行法律法规体系

宪法是制定医疗卫生法律法规的根本依据，《中华人民共和国民法典》则为纲领。我国已形成了以法律为主干，以行政法规、地方性法规和部门规章为重要组成部分的医疗卫生法律法规体系。截至目前，我国医疗卫生领域已经制定法律 15 部，行政法规近 40 部，部门规章 90 多部，实现了医疗卫生各具体领域的有法可依。其中，根据各自不同领域和作用，我国现行的医疗卫生法律、行政法规主要如下。

1. 基础性法律　《中华人民共和国基本医疗卫生与健康促进法》是我国卫生与健康领域第一部基础性、综合性法律，于 2019 年 12 月 28 日由第十三届全国人民代表大会常务委员会第十五次会议审议通过，自 2020 年 6 月 1 日起施行。

2. 卫生保健法律法规　全国人大常委会制定了《中华人民共和国献血法》《中华人民共和国母婴保健法》《中华人民共和国红十字会法》《中华人民共和国精神卫生法》《中华人民共和国食品安全法》；国务院制定了《化妆品卫生监督条例》《食盐加碘消除碘缺乏危害管理条例》《国内交通卫生检疫条例》《公共场所卫生管理条例》《中华人民共和国母婴保健法实施办法》等。

3. 疾病防控法律法规　全国人大常委会制定了《中华人民共和国疫苗管理法》《中华人民共和国国境卫生检疫法》《中华人民共和国传染病防治法》《中华人民共和国职业病防治法》；国务院制定了《中华人民共和国传染病防治法实施办法》《艾滋病防治条例》《血吸虫病防治条例》《中华人民共和国尘肺病防治条例》。

4. 医疗管理服务法律法规　全国人大常委会制定了《中华人民共和国医师法》；国务院制定了《医疗机构管理条例》《医疗事故处理条例》《医疗纠纷预防和处理条例》《乡村医生从业管理条例》《护士条例》。

5. 药品、医疗器械管理法律法规　全国人大常委会制定了《中华人民共和国药品管理法》《中华人民共和国中医药法》；国务院制定了《中华人民共和国药品管理法实施条例》《野生药材资源保护管理条例》《麻醉药品和精神药品管理条例》《医疗用毒性药品管理办法》《放射性药品管理办法》《血液制品管理条例》《医疗器械监督管理条例》《医疗废物管理条例》《病原微生物实验室生物安全管理条例》。

（四）医疗卫生违法行为及责任

医疗卫生违法行为指个人、组织所实施的违反医疗卫生法律、法规的行为。从违反法律的性质来看，可分为医疗卫生行政违法、医疗卫生民事违法和医疗卫生刑事违法行为。根据违法行为和法律责任承担的方式不同，可分为行政责任、民事责任与刑事责任。

1. 行政责任　是指个人、组织实施违反医疗卫生法律法规的一般违法行为所应承担法律后果，包括医疗卫生行政处罚和医疗卫生行政处分。

（1）医疗卫生行政处罚　指医疗卫生行政机关对违反卫生法律法规、规章中应受制裁的违法行为做出的警告、罚款、没收违法所得、责令停产停业、吊销许可证，以及卫生法律、行政法规规定的其他行政处罚。

（2）医疗卫生行政处分　是医疗卫生行政机关对违反法律法规的工作人员实施的纪律惩罚，包括警告、记过、记大过、降级、开除等。

2. 民事责任　指根据民法及医疗卫生专门法律、规范的规定，个人或组织对实施侵害他人人身、财产权的民事不法行为应承担的法律后果。民事责任主要是弥补受害方当事人的损失，以财产责任为主。

3. 刑事责任　指行为人实施了犯罪行为，严重侵犯医疗卫生管理秩序及公民的人身健康权而依刑法应当承担的法律后果。

三、护理差错与医疗事故 📱微课

（一）护理差错

医疗护理差错是指在诊疗护理过程中，医护人员因责任心不强、粗心大意、不按规章制度办事或技术水平低下，致使工作中出现过失，但经过及时纠正未给患者造成严重后果或未造成任何后果的医疗纠纷。根据所造成的后果不同，又可将医疗护理差错分为严重差错和一般差错。严重差错指医护人员的诊疗护理过失行为已给患者的身体健康造成了一定的损害，延长了治疗时间，增加了患者的经济负担；一般差错则指尚未对患者的身体健康造成损害，无任何不良反应。

（二）医疗事故

医疗事故是指医疗机构及其医务人员在医疗活动中，违反医疗卫生管理法律、行政法规、部门规章和诊疗护理规范、常规，过失造成患者人身损害的事故。

1. 医疗事故的构成

（1）主体是医疗机构及其医务人员　医疗事故的责任主体是经过考核及卫生行政部门批准或承认取得相应资格的各级各类合法的医疗机构及其医务人员。

（2）必须在诊疗活动中　医疗事故必须是在诊疗活动中发生的，包括挂号、待诊、诊断、治疗和护理等。

（3）行为的违法性　医疗机构和医务人员存在违反医疗卫生管理法律、行政法规、部门规章和诊疗护理规范、常规的行为。

2. 医疗事故的分级　为了科学划分医疗事故等级，正确处理医疗争议，《医疗事故处理条例》第四条规定：根据对患者人身造成的损害程度，医疗事故分为四级。

（1）一级医疗事故　造成患者死亡、重度残疾的，可分为甲、乙两等。重度残疾是指重要器官缺失或功能完全丧失，其他器官不能代偿，存在特殊医疗依赖，生活完全不能自理的情形。如植物人状态；极重度智能障碍；临床判定不能恢复的昏迷；临床判定自主呼吸功能完全丧失，不能恢复，靠呼吸机维持；四肢瘫痪，肌力0级，临床判定不能恢复等。

（2）二级医疗事故　造成患者中度残疾、器官组织损伤导致严重功能障碍的，可分为甲、乙、丙、丁四等。如器官缺失或功能完全丧失，其他器官不能代偿，可能存在特殊医疗依赖，或生活大部分不能自理。

（3）三级医疗事故　造成患者轻度残疾、器官组织损伤导致一般功能障碍的，可分为甲、乙、丙、丁、戊五等。如面部轻度毁容、膀胱大部分缺损。

（4）四级医疗事故　造成患者明显人身损害的其他后果的。如面部轻度色素沉着或脱失、拔除健康恒牙、剖腹产引起胎儿损伤等。

3. 医疗事故的判断　《医疗事故处理条例》第三十三条明确指出，有下列情形之一的，不属于医疗事故。

（1）在紧急情况下为抢救垂危患者生命而采取紧急医学措施造成不良后果的。

（2）在医疗活动中由于患者病情异常或者患者体质特殊而发生医疗意外的。

（3）在现有医学科学技术条件下，发生无法预料或者不能防范的不良后果的。

（4）无过错输血感染造成不良后果的。

（5）因患方原因延误诊疗导致不良后果的。

（6）因不可抗力造成不良后果的。

4. 医疗意外　是在诊疗护理工作中，由于无法抗拒的原因，导致患者出现难以预料和防范的不良后果的情况。如上述不属于医疗事故的情形。

5. 医疗事故的处置　按照《医疗事故处理条例》相关条款规定，医疗事故处置包括如下内容。

（1）医疗事故报告　医务人员在医疗活动中发生或者发现医疗事故、可能引起医疗事故的医疗过失行为或者发生医疗事故争议的，应当按照规定逐级上报。负责医疗服务质量监控的部门或者专兼职人员接到报告后，应当立即进行调查、核实，将有关情况如实向本医疗机构的负责人、所在地卫生行政部门报告，并向患者通报、解释。发生重大过失行为的，医疗机构应当在 12 小时内向所在地卫生行政部门报告，如导致患者死亡、二级以上的医疗事故、导致 3 人以上人身损害后果等情形。

（2）证据的封存　发生医疗事故争议时，死亡病例讨论记录、疑难病例讨论记录、上级医师查房记录、会诊意见、病程记录应当在医患双方在场的情况下封存和启封。封存的病历资料可以是复印件，由医疗机构保管。疑似输液、输血、注射、药物等引起不良后果的，医患双方应当共同对现场实物进行封存和启封，封存的现场实物由医疗机构保管；患者死亡，医患双方当事人不能确定死因或者对死因有异议的，应当在患者死亡后 48 小时内进行尸检；具备尸体冻存条件的，可以延长至 7 日。尸检应当经死者近亲属同意并签字。

（3）技术鉴定　医疗事故鉴定的主体是各级医学会。根据《医疗事故技术鉴定暂行办法》及其他相关规定，委托鉴定的途径有医患双方共同委托、行政委托和司法委托三种。医学会不接受医患任何单方的申请；不接受非法行医造成的人身损害的申请。鉴定意见主要是分析：医疗行为是否违反医疗卫生管理法律、行政法规、部门规章和诊疗护理规范、常规；医疗过失行为在医疗事故损害后果中的责任程度；对医疗事故患者的医疗护理建议。其中医疗事故中医疗过失行为责任程度分为以下 4 类。①完全责任：指医疗事故的后果完全由医疗过失行为造成。②主要责任：指医疗事故的后果主要由医疗过失行为造成，其他因素起次要作用。③次要责任：指医疗事故的后果主要由其他因素造成，医疗过失行为起次要作用。④轻微责任：指医疗事故损害后果绝大部分由其他因素造成，医疗行为起轻微作用。

（4）赔偿处罚　医疗机构发生医疗事故的，由卫生行政部门根据医疗事故等级和情节，给予警告；情节严重的，责令限期停业整顿、吊销执业许可证等处罚；对负有责任的主管人员或其他责任人依法追究刑事责任或行政处分，一般同时承担民事责任，为受害者提供一定的经济补偿。

第二节　护理立法

护理法是由国家规定或认可的关于护理人员的资格、权利、责任和行为规范的法律法规，是以法律的形式对护理人员在教育培训和服务实践方面所涉及的问题予以限制。护理法中确立了护理的概念、独立性、教育制度、教学内容、教师的资格、护士的执业、考试及注册、行政处分原则等。护理法的各项内容具有法律的效力，对护理工作有约束、监督和指导的作用。每位护理人员都必须在护理法所规定的范围内发挥作用。

一、护理立法状况

护理立法始于20世纪初，各国为规范护理活动，保证医疗护理质量，保证护理向专业化方向发展，先后颁布了适合本国政治、经济、文化特点的护理法。我国于2008年1月31日颁布了《护士条例》，于同年5月12日起正式施行。该条例首次以行政法规的形式规范护理活动，标志着我国的护理管理工作正逐步走上规范化、法制化的轨道。《中华人民共和国护士管理办法》在《护士条例》实施2年后也已由原卫生部废除，完成了其加强护士管理的历史使命。《护士条例》于2020年进行了第一次修订，该条例实施以来，在促进护理事业方面取得了显著成效，在医疗、预防、保健、康复工作中发挥着重要作用。与《护士条例》相关的配套立法有《护士执业注册管理办法》和《护士执业资格考试办法》，但关于护士的职业伦理、教育培训、护士配备水平、护士执业风险等相关的配套立法尚未制定。

二、我国护理立法的意义

护理立法具有维护护士的合法权益、规范护理行为、促进护理事业发展、保障医疗安全和人体健康的作用和意义。

（一）维护护士的权利

《护士条例》中明确规定了护士享有的权利。

1. 有按照国家有关规定获取工资报酬、享受福利待遇、参加社会保险的权利。任何单位或者个人不得克扣护士工资，降低或者取消护士福利等待遇。

2. 有获得与其所从事的护理工作相适应的卫生防护、医疗保健服务的权利。从事直接接触有毒有害物质、有感染传染病危险工作的护士，有依照有关法律、行政法规的规定接受职业健康监护的权利；患职业病的，有依照有关法律、行政法规的规定获得赔偿的权利。

3. 有按照国家有关规定获得与本人业务能力和学术水平相应的专业技术职务、职称的权利；有参加专业培训、从事学术研究和交流、参加行业协会和专业学术团体的权利。

4. 有获得疾病诊疗、护理相关信息的权利和其他与履行护理职责相关的权利，可以对医疗卫生机构和卫生主管部门的工作提出意见和建议。

此外，多项法规涉及了落实护士编制、护士的福利待遇等内容。

（二）促进护理科学化、管理法制化，保障护理安全

护理立法从法律角度规范了护理制度、护理执业活动及护理行为，使其在制定、执行过程中做到有法可依、违法必究。通过护理立法，促进了护理管理的法制化，对确保护理工作的稳定性及连续性，保障护理安全及提高护理质量，起到了积极作用。如《护士条例》第十六条"护士执业，应当遵守法律、法规、规章和诊疗技术规范的规定"，《医疗质量管理办法》中涉及的分级护理制度、交接班制度、查对

制度、手术安全核查制度、危急值报告制度等，对护士确保安全执业提出了明确的法律要求。

（三）促进护理教育及护理学科的发展

《护士条例》及《全国护理事业发展规划（2021—2025 年）》对护士的学历教育、继续教育和岗位培训均制定了相关法律规定，为我国护士培养的数量及质量提供了法律保障。护理法为护理活动的开展制定了法制化的规范及标准，促进了护理专业向现代化、专业化、科学化、标准化的方向发展。

（四）有利于维护照护对象的合法权益

《护士条例》第十七条规定了对急危重症患者抢救的特殊处置；第十八条规定"护士应当尊重、关心、爱护患者，保护患者的隐私"；《医疗质量管理办法》《进一步改善医疗服务行动计划》等系列法律法规，对照护对象的合法权益均有直接或间接的规定。

第三节　护理工作中涉及的法律问题

在护理实践过程中，照护对象及护理人员双方都受到法律的保护，侵犯了任何一方的正当权益都将受到法律的制裁。每位护士都应熟知护理职责的法律范围，最大限度地维护照护对象的合法权益，防止法律纠纷发生；同时，护士也应注意保护自己的合法权益，促进护理事业的和谐发展。

一、医疗卫生机构的职责和法律责任

医疗卫生机构具有对护士的培养、配备和工作监督管理的责任。《护士条例》第二十条明确规定"医疗卫生机构配备护士的数量不得低于国务院卫生主管部门规定的护士配备标准"；第二十四条规定"医疗机构应当制定、实施本机构护士在职培训计划，并保证护士接受培训"，并要求"注重新知识、新技术的应用；根据临床专科护理发展和专科护理岗位的需要，开展对护士的专科护理培训。"第二十七条规定"卫生主管部门的工作人员未依照本条例规定履行职责，在护士监督管理工作中滥用职权、徇私舞弊，或者有其他失职、渎职行为的，依法给予处分；构成犯罪的，依法追究刑事责任。"医疗卫生机构的科学化、法治化管理是保证医疗护理质量的基础，是护患关系和谐的前提。

二、护生临床实习的执业权限

护生在进入临床实习前，应该明确自己的法定职责范围，严格依照学校及医院的要求和行业的规范操作制度从事护理活动。《护士条例》第二十一条明确规定："在教学、综合医院进行护理临床实习的人员应当在护士指导下开展有关工作"。如果护生脱离专业护士或教师的监督指导，擅自行事并损害了患者的利益，护生应对自己的行为承担法律责任。若带教护士指派的工作超出护生的能力，发生护理差错或事故，则由带教护士承担主要的法律责任，护生自己及其所在医院也负相关的法律责任。

三、护士执业注册的法律规定

1. 执业注册的条件　护士在执业前须通过护士执业资格考试，合格后经申请获得相关部门准予注册，取得《护士执业证书》后，方可按照注册的执业地点从事护理工作。护士执业注册的有效期为5年。《护士条例》及《护士执业注册管理办法》分别在第七条和第五条、第九条中明确规定了申请护士执业注册应具备的条件。

（1）具有完全民事行为能力。

（2）在中等职业学校、高等学校完成国务院教育主管部门和国务院卫生主管部门规定的普通全日制

3 年以上的护理、助产专业课程学习，包括在教学、综合医院完成 8 个月以上护理临床实习，并取得相应学历证书。

（3）通过国务院卫生主管部门组织的护士执业资格考试。

（4）符合国务院卫生主管部门规定的健康标准，即无精神病史，无色盲、色弱、双耳听力障碍，无影响履行护理职责的疾病、残疾或者功能障碍。

2. 首次执业注册　护士执业注册申请，应当自通过护士执业资格考试之日起 3 年内提出。首次注册提交护士执业资格考试成绩合格证明、个人的学历证书、实习单位开出的临床证明、6 个月内健康体检证明及医疗卫生机构拟聘用的相关材料；逾期提出申请，还应提交在省、自治区、直辖市人民政府卫生行政部门规定的教学、综合医院接受 3 个月临床护理培训并考核合格的证明。护士执业注册有效期为 5 年。

3. 申请延续注册　护士的执业证书有效期即将到期，如果护士继续从事护理工作，需要在有效期到期前 30 天向卫生行政部门提出申请，延续注册。护士申请延续注册，应当提交下列材料：①护士延续注册申请审核表；②护士执业证书；③省、自治区、直辖市人民政府卫生行政部门指定的医疗机构出具的申请人 6 个月内健康体检证明。注册部门自受理延续注册申请之日起 20 日内进行审核。审核合格的，予以延续注册。

4. 重新申请注册　对于护士执业证书注册有效期届满未延续注册，以及受吊销《护士执业证书》处罚，自吊销之日起满 2 年的情况，护理人员需要重新申请注册。重新申请注册的，按照规定提交材料；中断护理执业活动超过 3 年的，还应当提交在省、自治区、直辖市人民政府卫生行政部门规定的教学、综合医院接受 3 个月临床护理培训并考核合格的证明。

5. 变更执业注册　护士在其执业注册有效期内变更执业地点的，应当向拟执业地省、自治区、直辖市人民政府卫生主管部门报告。收到报告的卫生主管部门应当自收到报告之日起 7 个工作日内为其办理变更手续。护士变更注册后的执业许可期限也为 5 年。

四、护士执业中的法律责任

护士在执业过程中，必须依法从事护理工作，遵守职业道德和医疗护理工作的规章制度及技术规范，正确执行医嘱，观察患者的身心状态，对患者进行科学的护理。护士在从事护理活动时，必须遵循以下原则：①发现患者病情危急时应当立即通知医师；②在紧急情况下为抢救垂危患者生命，应当先行实施必要的紧急救护；③在日常护理活动中，应承担预防保健工作、宣传防病治病知识、进行康复指导、开展健康教育及提供卫生咨询等义务；④在自然灾害、公共卫生事件等严重威胁公众生命健康的严重突发事件时，应服从安排参加医疗救护。如果护士执业违反医疗护理规章制度及技术规范，则由卫生行政部门视情节予以警告、责令改正、中止注册直至取消注册；护士行为造成患者严重人身损害，构成医疗事故时，依法追究其法律责任。

（一）处理及执行医嘱

医嘱是护士对患者实施评估、诊断、治疗及评价的法律依据。执行医嘱时，护士应熟知各项医疗护理程序、用药原则、药物的作用及毒副反应等。在执行医嘱时，遵循"三查七对一注意"及无菌操作等原则，做到监督医嘱、执行医嘱准确无误。为此，护士在处理及执行医嘱时应注意以下 5 点。

1. 若有疑问，必须向医生问明白，确认准确后方执行，不可随意篡改医嘱或盲目执行医嘱。

2. 若发现医嘱错误，及时向医生指出，更正后方可执行；若医生执意不改，护士有权拒绝执行，并及时向护士长或上级主管部门报告。若护士明知医嘱错误，但未提出质疑，或由于疏忽大意而忽视了医嘱的错误，由此造成严重后果的，护士应与医生共同承担法律责任。

3. 如果患者对医嘱提出质疑，护士应核实医嘱的准确性。

4. 如果患者病情发生变化，应及时通知医生，等待医生重新下达医嘱，不能盲目执行原医嘱。

5. 不是抢救等特殊情况一律不执行口头医嘱；符合执行口头医嘱的前提下，执行医嘱时护士必须向医生复述一遍，双方确认无误后方可执行。执行后应及时记录医嘱执行的时间、内容和患者当时情况等，并请医生及时补写书面医嘱。

（二）实施护理措施

实施任何护理措施前，护士都应认真核查，确认无误方可实施。在护理工作中，护士可能独立完成护理措施，也可能与他人合作或委托他人实施。独立实施护理措施时，护士应明确自己的职责范围。若超出自己职能范围或没有遵照规范、标准进行护理，造成患者损害的，根据患者损害程度，护士将承担相应的法律责任。如果护士认识到自己不能独立实施护理措施时，应请求他人协助，避免发生意外。在委托他人实施护理时，必须明确被委托人有胜任此项工作的资格、能力及知识；否则，由此产生的后果，委托者负有不可推卸的责任。

（三）护理记录

护理记录是病历的组成部分，它不仅是衡量护理质量的重要资料，也是医生观察诊疗效果、调整治疗方案的重要依据，具有重要的法律意义。漏记、错记、不认真记录等可影响对疾病发展正确判断造成误诊、误治而引起医疗事故纠纷。在医疗纠纷案件中，护理记录还将成为举证与举证倒置的直接依据。《中华人民共和国侵权责任法》第六十一条规定："医疗机构及其医务人员应当按照规定填写并妥善保管住院志、医嘱单、检验报告、手术及麻醉记录、病理资料、护理记录、医疗费用等病历资料。"患者要求查阅、复制法律规定的病历资料的，医疗机构应当提供。故意隐匿或拒绝提供与纠纷有关的病历资料，伪造、篡改或销毁病历资料，对此行为可直接推定为医疗过失。

（四）入院与出院管理

护士根据自己的职权范围，严格按照医院的规章制度，对患者进行正确处理。接诊急救患者时，应以高度的责任心，全力以赴地配合其他救治人员进行抢救。如果因护士拒绝、不积极参与或工作拖沓而使患者致残或死亡，可被起诉，以渎职罪论处。若患者拒绝继续治疗，要求自动出院，护士应耐心说服，患者或其法定监护人尚执意要求出院，则应让患者或其法定监护人在自动出院栏上签字，同时做好护理记录。

（五）麻醉药品及其他药品的管理

麻醉药品是指列入麻醉药品目录的药物和其他物质，这里主要指哌替啶、吗啡等药物，临床上限用于术后、晚期癌症及危重患者的镇痛处理。为了及时方便用药，手术室、病房等科室按规定存放一定数量的麻醉药品，要求由专人锁于专柜内保管，护士只能凭专用的医嘱领取及使用这些药物。若护士私自窃取、倒卖或自己使用这些药物，则会构成贩毒或吸毒罪。此外，临床上使用的其他药品、医疗用品、办公用品等应有严格的管理制度，定时清点，不允许利用职务之便将这些物品占为己有。如占为己有，情节严重者将受到法律的惩罚。

🔅 知识链接

深圳立法赋予专科护士处方权

处方权是指医师从事医疗工作的各种权利，除开具处方和各类检查单外，还包括施行手术、进行各种检查操作、收治患者、开具各种证明等权利。为患者开具处方极具专业性，现行《处方管理办法》明确规定，具有专业知识的执业医师才可能获得处方权。因此，护理人员不具有处方权。

修订后的《深圳经济特区医疗条例》正式公布，将于 2023 年 1 月 1 日起施行。此条例的亮点之一是赋予专科护士一定的处方权。具备专科护士证书的护士，可以在护理专科门诊或者社区健康服务机构开具检查申请单、治疗申请单、外用类药品等执业活动。

五、护理工作中潜在的法律问题

（一）侵权与犯罪

侵权是指侵害了国家、集体或者个体的财产及人身权利，包括生命权、身体权、健康权、知情同意权、医疗隐私权、名誉权等，给他人造成损失的行为。侵权行为可通过民事方式，如调解、赔礼、赔物、赔款等解决。在护理工作中，一些情况易被误认为侵权，如隔离措施、制动、禁食等，应向患者解释清楚，这些护理活动不属于侵权。

犯罪是危害社会，触犯国家刑律，应当受到法律惩处的行为。犯罪可根据个人主观方面的内容不同而分为故意犯罪和过失犯罪。故意犯罪是明知自己的行为会发生危害社会的结果，仍然希望或放任这种结果的发生。过失犯罪是指应当预见到自己的行为可能会发生危害社会和他人的结果，因疏忽大意而没有预见，或者虽有预见而轻信能够避免，以至发生严重后果而构成犯罪。如医生医嘱误将维库溴铵（肌松药）当成氨溴索（化痰药），护士未发挥监督医嘱作用，盲目执行，致使 4 岁孩子在使用药物过程中突发昏迷，经抢救无效死亡。

从护理的角度来看，在同一护理活动中，有时侵权行为与犯罪可能同时存在。侵权行为可能不构成犯罪，但犯罪必然有对被害人合法权益的严重损害。因此，对护理行为的目的及结果的准确鉴定是分清侵权与犯罪的关键。从法律后果的角度来看，侵权行为的法律责任多为民事责任，而犯罪行为既有民事，也有刑事责任。

（二）疏忽大意与犯罪

疏忽大意的过失是指行为人应当预见自己的行为可能发生危害社会的结果，因为疏忽大意而没有预见，以致发生危害社会的结果。若这种过失给患者带来一定程度的损失和痛苦，但并不严重，未构成法律上的损害，则属于失职，不构成犯罪。如护士发药时发现患者将硝苯地平控释片掰开服，未予制止。患者入院后血压忽高忽低，控制不佳。医生查找原因，与患者掰开服药有关。因硝苯地平控释片由药物核心及包裹其外的半透膜组成，包衣上留有药物定量释放的小孔，依次控制释放速率。

如果因疏忽大意的过失或过于自信的过失，造成患者出现不可挽回的损害，则构成过失犯罪。《中华人民共和国刑法》规定："医务人员由于严重不负责任，造成就诊人员死亡或严重损害就诊人员身体健康的，判处 3 年以下有期徒刑或拘役"。

（三）收礼与受贿

受贿罪是指国家工作人员利用职务上的便利，为行贿人谋取私利，而非法索取、接受其财物或不正当利益的行为。患者痊愈出院，对护士的照护给予肯定的表达，赠送一些小纪念品时，不属于贿赂范畴。但若是护士主动向患者或家属示意并收取大额资金、财物时，则犯了索贿、受贿罪。

六、护理工作中法律纠纷的防范

增强护士的法律意识，强化法治观念，依法执业，是防范法律纠纷的前提。

（一）增强法治意识

护士应明确法律与护理工作的关系，加强相关法律法规的学习，并将掌握的法律知识应用于护理实践中，依法从事护理活动，认真履行护士职责。如车祸后拟诊"脑出血"的患者，护士观察到与脑出血完全不吻合的临床表现：心率 154 次/分、瞳孔等大、等圆，对光反射灵敏、口唇、面色、指端苍白等。及时告知医生，经检查诊断为"失血性休克"，立即组织抢救，挽救了患者生命。护士及时发现病情，立即告知医生，即遵循了《护士条例》第十七条的规定。

（二）加强护理管理

在护理工作中护士应严格遵守和执行行业及工作单位的护理操作规程、按质量标准要求从事护理活动。注重知识更新，以最新的标准、最佳的护理质量，保证患者安全，防止法律纠纷的发生。值得注意的是，赋予人文关怀的管理会使人有安全感，而"护士安全了患者方能安全"。同时，"智慧"管理更能使患者安全目标"入脑入心"。如将"正确识别患者身份"与"加强有效沟通"结合进行情境呈现，护士不仅可以加深映像，还能换位思考，为"走心"护理奠定了良好基础。

（三）规范护理行为

护士在工作中应不断学习，提高护理业务技术水平，掌握最新的护理操作规程及质量标准，严格执行护理操作规程及质量标准要求，保证患者安全，防止医疗事故和法律纠纷的发生，为患者提供安全优质的护理服务。

（四）促进信息有效沟通

护士应与照护对象、医生、其他护理人员及有关医务人员沟通，及时准确地交流与治疗护理有关的情况及资料，也应澄清一些模糊不清的问题，以确保患者的安全。如护士发现被诊断为"单纯性锁骨骨折"的患者在与医生沟通时出现流涎症状，但在一瞬间被其拭去，医生未注意到，护士及时与医生沟通，经行 CT 检查证实患者合并脑出血，急转神经外科治疗，避免了漏诊发生。

（五）建立良好护患关系

良好的护患关系是防止产生法律纠纷的重要措施之一。护士应尊重照护对象的人格、尊严、信仰及价值观等。在护理工作中，注意维护照护对象的生命权、身体权、健康权、隐私权、知情同意权等，坦诚地与患者沟通，并注意换位思考，以自己的专业知识及能力，为患者提供高质量的身心护理，获得患者的理解与支持，建立良好的护患关系，减少法律纠纷的产生。

（六）做好护理记录

护理记录是护士书面沟通的重要渠道之一，同时也是重要的法律依据。准确、及时地做好护理记录，不仅是对患者负责的一种表现，也是医院质量管理水平的一种反映，在法律纠纷发生时还是重要的举证倒置的依据。

（七）参加职业保险

职业保险是指从业者通过定期向保险公司交纳保险费，一旦在职业保险范围内突然发生责任事故时，由保险公司承担对受损者的赔偿。参加职业保险是对护理人员自身利益的一种保护，它虽然不能摆脱护理人员在护理纠纷或事故中的法律责任，但由于保险公司给予的经济赔偿，在一定程度上帮助护士减轻了因事故发生对自身造成的负担。

目标检测

答案解析

一、选择题

【A1／A2 型题】

1. 按照《护士条例》的要求，护士执业注册基本条件不正确的是（　　）

　　A. 在教学、综合医院完成 8 个月以上护理临床实习

　　B. 护理专业学历证书

C. 具有完全民事行为能力

D. 健康证明

E. 户籍证明

2. 遵照《医疗事故处理条例》的规定，造成患者中度残疾、器官组织损伤导致严重功能障碍的属于（　　）

A. 一级医疗事故　　B. 二级医疗事故　　C. 三级医疗事故

D. 四级级医疗事故　　E. 医疗差错

【A3/A4 型题】

（3～4 题共用题干）

护士接班后巡视病房，患者告知刚才换的液体"输着怎么有点难受"，仔细检查发现上一班的护士误换加有头孢曲松钠的其他患者的液体给他，立即处理。

3. 因处理及时，患者也没发生药物过敏反应，可视为（　　）

A. 粗心大意　　B. 医疗事故　　C. 医疗意外

D. 一般差错　　E. 严重差错

4. 如果上一班护士没有加错液体，患者在输液途中感觉不适，甚至发生了过敏性休克，经抢救好转，则属于（　　）

A. 医疗差错　　B. 医疗事故　　C. 医疗意外

D. 侵权　　E. 犯罪

二、病例分析题

某护士巡视病房时多看了一眼监护仪，发现患者出现室颤，立即通知医师，配合医师进行抢救，赢得了4～6分钟的黄金抢救时间。

1. 此护士的行为完全符合护士执业中的什么法律责任？

2. 情境导入案例与此案例给你什么启示？

（熊　琼）

书网融合……

本章小结　　　微课　　　题库

‖ 附　录 ‖

附录一　NANDA 267 项护理诊断一览表（2021—2023）

领域 1：健康促进（Health Promotion）

1. 娱乐活动减少（Decreased Diversional Activity Engagement）
2. 有健康素养改善的趋势（Readiness for Enhanced Health Literacy）
3. 久坐的生活方式（Sedentary Lifestyle）
4. 有逃脱的危险（Risk for Elopement Attempt）
5. 老年综合征（Frail Elderly Syndrome）
6. 有老年综合征的危险（Risk for Frail Elderly Syndrome）
7. 有体育锻炼增强的趋势（Readiness for Enhanced Exercise Engagement）
8. 社区保健缺乏（Deficient Community Health）
9. 有风险的健康行为（Risk – Prone Health Behavior）
10. 健康维护行为无效（Ineffective Health Maintenance Behaviors）
11. 健康自我管理无效（Ineffective Health Self – Management）
12. 有健康自我管理改善的趋势（Readiness for Enhanced Health Self – Management）
13. 家庭健康自我管理无效（Ineffective Family Health Self – Management）
14. 家庭维护行为无效（Ineffective Home Maintenance Behaviors）
15. 有家庭维护行为无效的危险（Risk for Ineffective Home Maintenance Behaviors）
16. 有家庭维护行为改善的趋势（Readiness for Enhanced Home Maintenance Behaviors）
17. 防护无效（Ineffective Protection）

领域 2：营养（Nutrition）

18. 营养失调：低于机体需要量（Imbalanced Nutrition：Less than Body Requirements）
19. 有营养改善的趋势（Readiness for Enhanced Nutrition）
20. 母乳分泌不足（Insufficient Breast Milk Production）
21. 母乳喂养无效（Ineffective Breastfeeding）
22. 母乳喂养中断（Interrupted Breastfeeding）
23. 有母乳喂养改善的趋势（Readiness for Enhanced Breastfeeding）
24. 青少年进食动力无效（Ineffective Adolescent Eating Dynamics）
25. 儿童进食动力无效（Ineffective Child Eating Dynamics）
26. 婴儿喂养动力无效（Ineffective Infant Feeding Dynamics）
27. 肥胖（Obesity）
28. 超重（Overweight）
29. 有超重的危险（Risk for Overweight）

30. 婴儿吮吸吞咽反应无效（Ineffective Infant Suck – Swallow Response）

31. 吞咽障碍（Impaired Swallowing）

32. 有血糖不稳的危险（Risk for Unstable Blood Glucose Level）

33. 新生儿高胆红素血症（Neonatal Hyperbilirubinemia）

34. 有新生儿高胆红素血症的危险（Risk for Neonatal Hyperbilirubinemia）

35. 有肝功能受损的危险（Risk for Impaired Liver Function）

36. 有代谢综合征的危险（Risk for Metabolic Syndrome）

37. 有电解质失衡的危险（Risk for Electrolyte Imbalance）

38. 有体液失衡的危险（Risk for Imbalanced Fluid Volume）

39. 体液不足（Deficient Fluid Volume）

40. 有体液不足的危险（Risk for Deficient Fluid Volume）

41. 体液过多（Excess Fluid Volume）

领域 3：排泄/交换（Elimination and Exchange）

42. 残疾相关尿失禁（Disability – Associated Urinary Incontinence）

43. 排尿障碍（Impaired Urinary Elimination）

44. 混合型尿失禁（Mixed Urinary Incontinence）

45. 压力性尿失禁（Stress Urinary Incontinence）

46. 急迫性尿失禁（Urge Urinary Incontinence）

47. 有急迫性尿失禁的危险（Risk for Urge Urinary Incontinence）

48. 尿潴留（Urinary Retention）

49. 有尿潴留的危险（Risk for Urinary Retention）

50. 便秘（Constipation）

51. 有便秘的危险（Risk for Constipation）

52. 感知性便秘（Perceived Constipation）

53. 慢性功能性便秘（Chronic Functional Constipation）

54. 有慢性功能性便秘的危险（Risk for Chronic Functional Constipation）

55. 排便功能障碍（Impaired Bowel Continence）

56. 腹泻（Diarrhea）

57. 胃肠动力失调（Dysfunctional Gastrointestinal Motility）

58. 有胃肠动力失调的危险（Risk for Dysfunctional Gastrointestinal Motility）

59. 气体交换受损（Impaired Gas Exchange）

领域 4：活动/休息（Activity/Rest）

60. 失眠（Insomnia）

61. 睡眠剥夺（Sleep Deprivation）

62. 有睡眠改善的趋势（Readiness for Enhanced Sleep）

63. 睡眠型态紊乱（Disturbed Sleep Pattern）

64. 活动耐力下降（Decreased Activity Tolerance）

65. 有活动耐力下降的危险（Risk for Decreased Activity Tolerance）

66. 有废用综合征的危险（Risk for Disuse Syndrome）

67. 床上移动障碍（Impaired Bed Mobility）

68. 躯体移动障碍（Impaired Physical Mobility）

69. 轮椅移动障碍（Impaired Wheelchair Mobility）

70. 坐位障碍（Impaired Sitting）

71. 站立障碍（Impaired Standing）

72. 转移能力受损（Impaired Transfer Ability）

73. 步行障碍（Impaired Walking）

74. 能量场失衡（Imbalanced Energy Field）

75. 疲乏（Fatigue）

76. 漫游（Wandering）

77. 低效性呼吸型态（Ineffective Breathing Pattern）

78. 心输出量减少（Decreased Cardiac Output）

79. 有心输出量减少的危险（Risk for Decreased Cardiac Output）

80. 有心血管功能受损的危险（Risk for Impaired Cardiovascular Function）

81. 淋巴水肿自我管理无效（Ineffective Lymphedema Self – Management）

82. 有淋巴水肿自我管理无效的危险（Risk for Ineffective Lymphedema Self – Management）

83. 自主呼吸障碍（Impaired Spontaneous Ventilation）

84. 有血压不稳的危险（Risk for Unstable Blood Pressure）

85. 有血栓形成的危险（Risk for Thrombosis）

86. 有心脏组织灌注不足的危险（Risk for Decreased Cardiac Tissue Perfusion）

87. 有脑组织灌注无效的危险（Risk for Ineffective Cerebral Tissue Perfusion）

88. 外周组织灌注无效（Ineffective Peripheral Tissue Perfusion）

89. 有外周组织灌注无效的危险（Risk for Ineffective Peripheral Tissue Perfusion）

90. 呼吸机依赖（Dysfunctional Ventilatory Weaning Response）

91. 成人呼吸机依赖（Dysfunctional Adult Ventilatory Weaning Response）

92. 沐浴自理缺陷（Bathing Self – Care Deficit）

93. 穿着自理缺陷（Dressing Self – Care Deficit）

94. 进食自理缺陷（Feeding Self – Care Deficit）

95. 如厕自理缺陷（Toileting Self – Care Deficit）

96. 有自理能力改善的趋势（Readiness for Enhanced Self – Care）

97. 自我忽视（Self – Neglect）

领域 5：感知/认知（Perception/Cognition）

98. 单侧身体忽视（Unilateral Neglect）

99. 急性意识障碍（Acute Confusion）

100. 有急性意识障碍的危险（Risk for Acute Confusion）

101. 慢性意识障碍（Chronic Confusion）

102. 情绪失控（Labile Emotional Control）

103. 冲动控制无效（Ineffective Impulse Control）

104. 知识缺乏（Deficient Knowledge）

105. 有知识增进的趋势（Readiness for Enhanced Knowledge）

106. 记忆功能障碍（Impaired Memory）

107. 思维过程紊乱（Disturbed Thought Process）

108. 有沟通增强的趋势（Readiness for Enhanced Communication）

109. 言语沟通障碍（Impaired Verbal Communication）

领域 6：自我感知/认识（Self – Perception）

110. 无望感（Hopelessness）

111. 有信心增强的趋势（Readiness for Enhanced Hope）

112. 有人格尊严受损的危险（Risk for Compromised Human Dignity）

113. 自我认同紊乱（Disturbed Personal Identity）

114. 有自我认同紊乱的危险（Risk for Disturbed Personal Identity）

115. 有自我概念改善的趋势（Readiness for Enhanced Self – Concept）

116. 长期低自尊（Chronic Low Self – Esteem）

117. 有长期低自尊的危险（Risk for Chronic Low Self – Esteem）

118. 情境性低自尊（Situational Low Self – Esteem）

119. 有情境性低自尊的危险（Risk for Situational Low Self – Esteem）

120. 体象紊乱（Disturbed Body Image）

领域 7：角色关系（Role Relationships）

121. 养育障碍（Impaired Parenting）

122. 有养育障碍的危险（Risk for Impaired Parenting）

123. 有养育增强的趋势（Readiness for Enhanced Parenting）

124. 照顾者角色紧张（Caregiver Role Strain）

125. 有照顾者角色紧张的危险（Risk for Caregiver Role Strain）

126. 有依附关系受损的危险（Risk for Impaired Attachment）

127. 家庭身份认同紊乱综合征（Disturbed Family Identity Syndrome）

128. 有家庭身份认同紊乱综合征的危险（Risk for Disturbed Family Identity Syndrome）

129. 家庭运作过程失常（Dysfunctional Family Processes）

130. 家庭运作过程改变（Interrupted Family Processes）

131. 有家庭运作过程改善的趋势（Readiness for Enhanced Family Processes）

132. 关系无效（Ineffective Relationship）

133. 有关系无效的危险（Risk for Ineffective Relationship）

134. 有关系改善的趋势（Readiness for Enhanced Relationship）

135. 父母角色冲突（Parental Role Conflict）

136. 角色行为无效（Ineffective Role Performance）

137. 社会交往障碍（Impaired Social Interaction）

领域 8：性（Sexuality）

138. 性功能障碍（Sexual Dysfunction）

139. 性生活型态无效（Ineffective Sexuality Pattern）

140. 生育进程无效（Ineffective Childbearing Process）

141. 有生育进程无效的危险（Risk for Ineffective Childbearing Process）

142. 有生育进程改善的趋势（Readiness for Enhanced Childbearing Process）

143. 有孕母与胎儿受干扰的危险（Risk for Disturbed Maternal – Fetal Dyad）

领域 9：应对/压力耐受性（Coping/ Stress Tolerance）

144. 有复杂的移民过渡危险（Risk for Complicated Immigration Transition）

145. 创伤后综合征（Post‑Trauma Syndrome）

146. 有创伤后综合征的危险（Risk for Post‑Trauma Syndrome）

147. 强暴创伤综合征（Rape‑Trauma Syndrome）

148. 迁徙应激综合征（Relocation Stress Syndrome）

149. 有迁移应激综合征的危险（Risk for Relocation Stress Syndrome）

150. 活动计划无效（Ineffective Activity Planning）

151. 有活动计划无效的危险（Risk for Ineffective Activity Planning）

152. 焦虑（Anxiety）

153. 防卫性应对（Defensive Coping）

154. 应对无效（Ineffective Coping）

155. 有应对改善的趋势（Readiness for Enhanced Coping）

156. 社区应对无效（Ineffective Community Coping）

157. 有社区应对改善的趋势（Readiness for Enhanced Community Coping）

158. 妥协性家庭应对（Compromised Family Coping）

159. 无能性家庭应对（Disabled Family Coping）

160. 有家庭应对改善的趋势（Readiness for Enhanced Family Coping）

161. 对死亡的焦虑（Death Anxiety）

162. 无效性否认（Ineffective Denial）

163. 恐惧（Fear）

164. 适应不良性悲伤（Maladaptive Grieving）

165. 有适应不良性悲伤的危险（Risk for Maladaptive Grieving）

166. 有悲伤加剧的趋势（Readiness for Enhanced Grieving）

167. 情绪调控受损（Impaired Mood Regulation）

168. 无能为力感（Powerlessness）

169. 有无能为力感的危险（Risk for Powerlessness）

170. 有能力增强的趋势（Readiness for Enhanced Power）

171. 心理弹性受损（Impaired Resilience）

172. 有心理弹性受损的危险（Risk for Impaired Resilience）

173. 有心理弹性增强的趋势（Readiness for Enhanced Resilience）

174. 持续性悲伤（Chronic Sorrow）

175. 压力负荷过重（Stress Overload）

176. 急性物质戒断综合征（Acute Substance Withdrawal Syndrome）

177. 有急性物质戒断综合征的危险（Risk for Acute Substance Withdrawal Syndrome）

178. 自主反射失调（Autonomic Dysreflexia）

179. 有自主反射失调的危险（Risk for Autonomic Dysreflexia）

180. 新生儿戒断综合征（Neonatal Abstinence Syndrome）

181. 婴儿行为紊乱（Disorganized Infant Behavior）

182. 有婴儿行为紊乱的危险（Risk for Disorganized Infant Behavior）

183. 有婴儿行为调节改善的趋势 （Readiness for Enhanced Organized Infant Behavior）

领域 10：人生准则 （Life Principles）

184. 有精神安适增进的趋势 （Readiness for Enhanced Spiritual Well – Being）

185. 有决策能力增强的趋势 （Readiness for Enhanced Decision – Making）

186. 决策冲突 （Decisional Conflict）

187. 独立决策能力减弱 （Impaired Emancipated Decision – Making）

188. 有独立决策能力减弱的危险 （Risk for Impaired Emancipated Decision – Making）

189. 有独立决策能力增强的趋势 （Readiness for Enhanced Emancipated Decision – Making）

190. 道德困扰 （Moral Distress）

191. 宗教信仰减弱 （Impaired Religiosity）

192. 有宗教信仰减弱的危险 （Risk for Impaired Religiosity）

193. 有宗教信仰增强的趋势 （Readiness for Enhanced Religiosity）

194. 精神困扰 （Spiritual Distress）

195. 有精神困扰的危险 （Risk for Spiritual Distress）

领域 11：安全/保护 （Safety/Protection）

196. 有感染的危险 （Risk for Infection）

197. 有术区感染的危险 （Risk for Surgical Site Infection）

198. 清理呼吸道无效 （Ineffective Airway Clearance）

199. 有误吸的危险 （Risk for Aspiration）

200. 有出血的危险 （Risk for Bleeding）

201. 牙齿受损 （Impaired Dentition）

202. 有干眼症的危险 （Risk for Dry Eye）

203. 干眼症自我管理无效 （Ineffective Dry Eye Self – Management）

204. 有口干的危险 （Risk for Dry Mouth）

205. 有成人跌倒的危险 （Risk for Adult Falls）

206. 有儿童跌倒的危险 （Risk for Child Falls）

207. 有受伤的危险 （Risk for Injury）

208. 有角膜损伤的危险 （Risk for Corneal Injury）

209. 乳头乳晕复合伤 （Nipple – Areolar Complex Injury）

210. 有乳头乳晕复合伤的危险 （Risk for Nipple – Areolar Complex Injury）

211. 有尿道损伤的危险 （Risk for Urinary Tract Injury）

212. 有围手术期体位性损伤的危险 （Risk for Perioperative Positioning Injury）

213. 有热损伤的危险 （Risk for Thermal Injury）

214. 口腔黏膜完整性受损 （Impaired Oral Mucous Membrane Integrity）

215. 有口腔黏膜完整性受损的危险 （Risk for Impaired Oral Mucous Membrane Integrity）

216. 有周围神经血管功能障碍的危险 （Risk for Peripheral Neurovascular Dysfunction）

217. 有躯体创伤的危险 （Risk for Physical Trauma）

218. 有血管损伤的危险 （Risk for Vascular Trauma）

219. 成人压疮 （Adult Pressure Injury）

220. 有成人压疮的危险 （Risk for Adult Pressure Injury）

221. 儿童压疮（Child Pressure Injury）

222. 有儿童压疮的危险（Risk for Child Pressure Injury）

223. 新生儿压疮（Neonatal Pressure Injury）

224. 有新生儿压疮的危险（Risk for Neonatal Pressure Injury）

225. 有休克的危险（Risk for Shock）

226. 皮肤完整性受损（Impaired Skin Integrity）

227. 有皮肤完整性受损的危险（Risk for Impaired Skin Integrity）

228. 有新生儿猝死的危险（Risk for Sudden Infant Death）

229. 有窒息的危险（Risk for Suffocation）

230. 术后康复迟缓（Delayed Surgical Recovery）

231. 有术后康复迟缓的危险（Risk for Delayed Surgical Recovery）

232. 组织完整性受损（Impaired Tissue Integrity）

233. 有组织完整性受损的危险（Risk for Impaired Tissue Integrity）

234. 有女性割礼的危险（Risk for Female Genital Mutilation）

235. 有对他人实施暴力的危险（Risk for Other – Directed Violence）

236. 有对自己实施暴力的危险（Risk for Self – Directed Violence）

237. 自残（Self – Mutilation）

238. 有自残的危险（Risk for Self – Mutilation）

239. 有自杀的危险（Risk for Suicidal Behavior）

240. 受污染（Contamination）

241. 有受污染的危险（Risk for Contamination）

242. 有职业性损伤的危险（Risk for Occupational Injury）

243. 有中毒的危险（Risk for Poisoning）

244. 有碘造影剂不良反应的危险（Risk for Adverse Reaction to Iodinated Contrast Media）

245. 有过敏反应的危险（Risk for Allergy Reaction）

246. 有乳胶过敏反应的危险（Risk for Latex Allergy Reaction）

247. 体温过高（Hyperthermia）

248. 体温过低（Hypothermia）

249. 有体温过低的危险（Risk for Hypothermia）

250. 新生儿体温过低（Neonatal Hypothermia）

251. 有新生儿体温过低的危险（Risk for Neonatal Hypothermia）

252. 有围手术期体温过低的危险（Risk for Perioperative Hypothermia）

253. 体温失调（Ineffective Thermoregulation）

254. 有体温失调的危险（Risk for Ineffective Thermoregulation）

领域 12：舒适（Comfort）

255. 舒适度减弱（Impaired Comfort）

256. 有舒适度增加的趋势（Readiness for Enhanced Comfort）

257. 恶心（Nausea）

258. 急性疼痛（Acute Pain）

259. 慢性疼痛（Chronic Pain）

260. 急性疼痛综合征（Chronic Pain Syndrome）

261. 分娩痛（Labor Pain）

262. 有孤独的危险（Risk for Loneliness）

263. 社交孤立（Social Isolation）

领域 13：生长/发展（Growth/Development）

264. 儿童发育迟缓（Delayed Child Development）

265. 有儿童发育迟缓的危险（Risk for Delayed Child Development）

266. 新生儿运动发育迟缓（Delayed Infant Motor Development）

267. 有新生儿运动发育迟缓的危险（Risk for Delayed Infant Motor Development）

附录二 护士条例（2020 年修订）

国务院令第 726 号

第一章 总则

第一条 为了维护护士的合法权益，规范护理行为，促进护理事业发展，保障医疗安全和人体健康，制定本条例。

第二条 本条例所称护士，是指经执业注册取得护士执业证书，依照本条例规定从事护理活动，履行保护生命、减轻痛苦、增进健康职责的卫生技术人员。

第三条 护士人格尊严、人身安全不受侵犯。护士依法履行职责，受法律保护。全社会应当尊重护士。

第四条 国务院有关部门、县级以上地方人民政府及其有关部门以及乡（镇）人民政府应当采取措施，改善护士的工作条件，保障护士待遇，加强护士队伍建设，促进护理事业健康发展。

国务院有关部门和县级以上地方人民政府应当采取措施，鼓励护士到农村、基层医疗卫生机构工作。

第五条 国务院卫生主管部门负责全国的护士监督管理工作。

县级以上地方人民政府卫生主管部门负责本行政区域的护士监督管理工作。

第六条 国务院有关部门对在护理工作中做出杰出贡献的护士，应当授予全国卫生系统先进工作者荣誉称号或者颁发白求恩奖章，受到表彰、奖励的护士享受省部级劳动模范、先进工作者待遇；对长期从事护理工作的护士应当颁发荣誉证书。具体办法由国务院有关部门制定。

县级以上地方人民政府及其有关部门对本行政区域内做出突出贡献的护士，按照省、自治区、直辖市人民政府的有关规定给予表彰、奖励。

第二章 执业注册

第七条 护士执业，应当经执业注册取得护士执业证书。

申请护士执业注册，应当具备下列条件：

（一）具有完全民事行为能力；

（二）在中等职业学校、高等学校完成国务院教育主管部门和国务院卫生主管部门规定的普通全日制 3 年以上的护理、助产专业课程学习，包括在教学、综合医院完成 8 个月以上护理临床实习，并取得相应学历证书；

（三）通过国务院卫生主管部门组织的护士执业资格考试；

（四）符合国务院卫生主管部门规定的健康标准。

护士执业注册申请，应当自通过护士执业资格考试之日起 3 年内提出；逾期提出申请的，除应当具备前款第（一）项、第（二）项和第（四）项规定条件外，还应当在符合国务院卫生主管部门规定条件的医疗卫生机构接受 3 个月临床护理培训并考核合格。

护士执业资格考试办法由国务院卫生主管部门会同国务院人事部门制定。

第八条 申请护士执业注册的，应当向批准设立拟执业医疗机构或者为该医疗机构备案的卫生主管部门提出申请。收到申请的卫生主管部门应当自收到申请之日起 20 个工作日内做出决定，对具备本条例规定条件的，准予注册，并发给护士执业证书；对不具备本条例规定条件的，不予注册，并书面说明理由。

护士执业注册有效期为 5 年。

第九条 护士在其执业注册有效期内变更执业地点的，应当向批准设立拟执业医疗机构或者为该医疗机构备案的卫生主管部门报告。收到报告的卫生主管部门应当自收到报告之日起 7 个工作日内为其办理变更手续。护士跨省、自治区、直辖市变更执业地点的，收到报告的卫生主管部门还应当向其原注册部门通报。

第十条 护士执业注册有效期届满需要继续执业的，应当在护士执业注册有效期届满前 30 日向批准设立执业医疗机构或者为该医疗机构备案的卫生主管部门申请延续注册。收到申请的卫生主管部门对具备本条例规定条件的，准予延续，延续执业注册有效期为 5 年；对不具备本条例规定条件的，不予延续，并书面说明理由。

护士有行政许可法规定的应当予以注销执业注册情形的，原注册部门应当依照行政许可法的规定注销其执业注册。

第十一条 县级以上地方人民政府卫生主管部门应当建立本行政区域的护士执业良好记录和不良记录，并将该记录记入护士执业信息系统。

护士执业良好记录包括护士受到的表彰、奖励以及完成政府指令性任务的情况等内容。护士执业不良记录包括护士因违反本条例以及其他卫生管理法律、法规、规章或者诊疗技术规范的规定受到行政处罚、处分的情况等内容。

第三章 权利和义务

第十二条 护士执业，有按照国家有关规定获取工资报酬、享受福利待遇、参加社会保险的权利。任何单位或者个人不得克扣护士工资，降低或者取消护士福利等待遇。

第十三条 护士执业，有获得与其所从事的护理工作相适应的卫生防护、医疗保健服务的权利。从事直接接触有毒有害物质、有感染传染病危险工作的护士，有依照有关法律、行政法规的规定接受职业健康监护的权利；患职业病的，有依照有关法律、行政法规的规定获得赔偿的权利。

第十四条 护士有按照国家有关规定获得与本人业务能力和学术水平相应的专业技术职务、职称的权利；有参加专业培训、从事学术研究和交流、参加行业协会和专业学术团体的权利。

第十五条 护士有获得疾病诊疗、护理相关信息的权利和其他与履行护理职责相关的权利，可以对医疗卫生机构和卫生主管部门的工作提出意见和建议。

第十六条 护士执业，应当遵守法律、法规、规章和诊疗技术规范的规定。

第十七条 护士在执业活动中，发现患者病情危急，应当立即通知医师；在紧急情况下为抢救垂危患者生命，应当先行实施必要的紧急救护。

护士发现医嘱违反法律、法规、规章或者诊疗技术规范规定的，应当及时向开具医嘱的医师提出；必要时，应当向该医师所在科室的负责人或者医疗卫生机构负责医疗服务管理的人员报告。

第十八条 护士应当尊重、关心、爱护患者，保护患者的隐私。

第十九条 护士有义务参与公共卫生和疾病预防控制工作。发生自然灾害、公共卫生事件等严重威胁公众生命健康的突发事件，护士应当服从县级以上人民政府卫生主管部门或者所在医疗卫生机构的安排，参加医疗救护。

第四章 医疗卫生机构的职责

第二十条 医疗卫生机构配备护士的数量不得低于国务院卫生主管部门规定的护士配备标准。

第二十一条　医疗卫生机构不得允许下列人员在本机构从事诊疗技术规范规定的护理活动：

（一）未取得护士执业证书的人员；

（二）未依照本条例第九条的规定办理执业地点变更手续的护士；

（三）护士执业注册有效期届满未延续执业注册的护士。

在教学、综合医院进行护理临床实习的人员应当在护士指导下开展有关工作。

第二十二条　医疗卫生机构应当为护士提供卫生防护用品，并采取有效的卫生防护措施和医疗保健措施。

第二十三条　医疗卫生机构应当执行国家有关工资、福利待遇等规定，按照国家有关规定为在本机构从事护理工作的护士足额缴纳社会保险费用，保障护士的合法权益。

对在艰苦边远地区工作，或者从事直接接触有毒有害物质、有感染传染病危险工作的护士，所在医疗卫生机构应当按照国家有关规定给予津贴。

第二十四条　医疗卫生机构应当制定、实施本机构护士在职培训计划，并保证护士接受培训。

护士培训应当注重新知识、新技术的应用；根据临床专科护理发展和专科护理岗位的需要，开展对护士的专科护理培训。

第二十五条　医疗卫生机构应当按照国务院卫生主管部门的规定，设置专门机构或者配备专（兼）职人员负责护理管理工作。

第二十六条　医疗卫生机构应当建立护士岗位责任制并进行监督检查。

护士因不履行职责或者违反职业道德受到投诉的，其所在医疗卫生机构应当进行调查。经查证属实的，医疗卫生机构应当对护士做出处理，并将调查处理情况告知投诉人。

第五章　法律责任

第二十七条　卫生主管部门的工作人员未依照本条例规定履行职责，在护士监督管理工作中滥用职权、徇私舞弊，或者有其他失职、渎职行为的，依法给予处分；构成犯罪的，依法追究刑事责任。

第二十八条　医疗卫生机构有下列情形之一的，由县级以上地方人民政府卫生主管部门依据职责分工责令限期改正，给予警告；逾期不改正的，根据国务院卫生主管部门规定的护士配备标准和在医疗卫生机构合法执业的护士数量核减其诊疗科目，或者暂停其 6 个月以上 1 年以下执业活动；国家举办的医疗卫生机构有下列情形之一、情节严重的，还应当对负有责任的主管人员和其他直接责任人员依法给予处分：

（一）违反本条例规定，护士的配备数量低于国务院卫生主管部门规定的护士配备标准的；

（二）允许未取得护士执业证书的人员或者允许未依照本条例规定办理执业地点变更手续、延续执业注册有效期的护士在本机构从事诊疗技术规范规定的护理活动的。

第二十九条　医疗卫生机构有下列情形之一的，依照有关法律、行政法规的规定给予处罚；国家举办的医疗卫生机构有下列情形之一、情节严重的，还应当对负有责任的主管人员和其他直接责任人员依法给予处分：

（一）未执行国家有关工资、福利待遇等规定的；

（二）对在本机构从事护理工作的护士，未按照国家有关规定足额缴纳社会保险费用的；

（三）未为护士提供卫生防护用品，或者未采取有效的卫生防护措施、医疗保健措施的；

（四）对在艰苦边远地区工作，或者从事直接接触有毒有害物质、有感染传染病危险工作的护士，未按照国家有关规定给予津贴的。

第三十条　医疗卫生机构有下列情形之一的，由县级以上地方人民政府卫生主管部门依据职责分工责令限期改正，给予警告：

（一）未制定、实施本机构护士在职培训计划或者未保证护士接受培训的；

（二）未依照本条例规定履行护士管理职责的。

第三十一条　护士在执业活动中有下列情形之一的，由县级以上地方人民政府卫生主管部门依据职责分工责令改正，给予警告；情节严重的，暂停其 6 个月以上 1 年以下执业活动，直至由原发证部门吊销其护士执业证书：

（一）发现患者病情危急未立即通知医师的；

（二）发现医嘱违反法律、法规、规章或者诊疗技术规范的规定，未依照本条例第十七条的规定提出或者报告的；

（三）泄露患者隐私的；

（四）发生自然灾害、公共卫生事件等严重威胁公众生命健康的突发事件，不服从安排参加医疗救护的。

护士在执业活动中造成医疗事故的，依照医疗事故处理的有关规定承担法律责任。

第三十二条　护士被吊销执业证书的，自执业证书被吊销之日起 2 年内不得申请执业注册。

第三十三条　扰乱医疗秩序，阻碍护士依法开展执业活动，侮辱、威胁、殴打护士，或者有其他侵犯护士合法权益行为的，由公安机关依照治安管理处罚法的规定给予处罚；构成犯罪的，依法追究刑事责任。

第六章　附则

第三十四条　本条例施行前按照国家有关规定已经取得护士执业证书或者护理专业技术职称、从事护理活动的人员，经执业地省、自治区、直辖市人民政府卫生主管部门审核合格，换领护士执业证书。

本条例施行前，尚未达到护士配备标准的医疗卫生机构，应当按照国务院卫生主管部门规定的实施步骤，自本条例施行之日起 3 年内达到护士配备标准。

第三十五条　本条例自 2008 年 5 月 12 日起施行。

附录三　某某医院子宫下段剖宫产术临床路径

某某医院子宫下段剖宫产术临床路径（护理版）

适用对象：子宫下段剖宫产术（ICD – 9 – CM – 3：74．1）

姓名：_____　性别：_____　年龄：_____　住院号：_____

住院日第 1 ~ 2 天　　　年　月　日				
护理记录				
护理处置		白班	小夜	大夜
建立入院病历				
带腕带、卫生处置、更换病员服				
测量 T、P、R、BP				
交待待产期间注意事项				
通知化验检查项目及指导标本留取注意事项				
患者问题	预期目标	白班	小夜	大夜
焦虑/对剖宫产相关知识缺乏	了解剖宫产手术的治疗及护理重点	□是　□否	□是　□否	□是　□否
	能说出感受，减轻焦虑	□是　□否	□是　□否	□是　□否
护理指导	预期目标	白班	小夜	大夜
介绍病房环境、设施及医护团队。注意安全防范、办齐证件（医保等），给予饮食指导	熟悉病房环境、设施 能掌握宣教内容	□不了解 □部分了解 □完全了解	□不了解 □部分了解 □完全了解	□不了解 □部分了解 □完全了解
指导预防跌倒、坠床	能掌握预防跌倒、坠床的相关措施	□无法掌握 □部分掌握 □完全掌握	□无法掌握 □部分掌握 □完全掌握	□无法掌握 □部分掌握 □完全掌握
自数胎动	能说出自数胎动的方法及意义	□无法描述 □部分描述 □完全描述	□无法描述 □部分描述 □完全描述	□无法描述 □部分描述 □完全描述
左侧卧位	能说出左侧卧位的意义	□无法描述 □部分描述 □完全描述	□无法描述 □部分描述 □完全描述	□无法描述 □部分描述 □完全描述
配合病友篇临床路径单，说明治疗过程及预估出院日期	家属能了解疾病的治疗过程，配合诊疗	□不了解 □部分了解 □完全了解	□不了解 □部分了解 □完全了解	□不了解 □部分了解 □完全了解
执行护士签字：				
变异：□有　□无	变异原因： 　　　　　　　　　　　　　　　执行护士签名：			
其他护理记录 　　　　　　　　　　　　　　　执行护士签名：				
术前护理指导	预期目标	白班	小夜	大夜
剖宫产前后注意事项	能说出剖宫产前后的注意事项	□无法描述 □部分描述 □完全描述	□无法描述 □部分描述 □完全描述	□无法描述 □部分描述 □完全描述

饮食：说明禁食目的及时间	能了解禁食目的及时间	□无法掌握 □部分掌握 □完全掌握	□无法掌握 □部分掌握 □完全掌握	□无法掌握 □部分掌握 □完全掌握
产妇及新生儿物品的准备	产妇及新生儿物品准备齐全	□未准备 □部分准备 □准备完全	□未准备 □部分准备 □准备完全	□未准备 □部分准备 □准备完全
执行护士签名：				

护理处置	执行时间	签名
1. 抗生素试验：青霉素皮肤试验：□阴性　□阳性/ 　　头孢唑林钠皮肤试验：□阴性　□阳性		
2. 备皮：上自剑突，下至大腿内上 1/3 处，两侧至腋中线		
3. 检查报告：常规检查　其他		
4. 通知禁食时间		
5. 留置尿管：　□双腔尿管　□其他		
6. 其他		

术前宣教	需要项目打√	执行时间	签名
术前准备及注意事项，手术过程及时间			
指导踝泵运动			
指导手术后翻身及早期下床活动的重要性			
指导术后相关伤口、管道护理（如：尿管、伤口、输液）			
术前沐浴			

入手术室前准备	需要项目打√	执行时间	签名
测量生命体征：T: _____℃ P: _____次/分　R: _____次/分 BP _____ mmHg　胎心：_____次/分			
穿戴手术衣、核对腕带			
除去发夹、假牙、眼镜、口红、首饰等			
手术前用药			
携带用物：□病历　□新生儿用物　□术中用药　□其他			
送患者入手术室			

变异：□无　□有	变异原因
	执行护士签名：

其他护理记录
执行护士签名：

术后护理	白班	小夜	大夜
回病房时间：　时　分			
按压宫底，观察阴道流血量			
测量 T、P、R、BP			
新生儿侧卧位			
协助新生儿喂养			
会阴护理 tid			
告知产妇静脉留置针的注意事项			

续表

沙袋加压6h，直到： 时 分			
平卧			
固定尿管、观察尿液的性质、量、色等			
遵医嘱用药，观察药物的副作用			
新生儿接种乙肝疫苗、卡介苗			
患者问题/原因	白班	小夜	大夜
刀口疼痛/手术创伤	□是 □否	□是 □否	□是 □否
恶心、呕吐/麻醉	□是 □否	□是 □否	□是 □否
出血	□是 □否	□是 □否	□是 □否
护理指导	白班	小夜	大夜
了解暂禁饮食、平卧的目的	□是 □否	□是 □否	□是 □否
预防DVT，踝泵运动及床上运动	□是 □否	□是 □否	□是 □否
有效咳嗽及深呼吸	□无法完成 □协助完成 □自行完成	□无法完成 □协助完成 □自行完成	□无法完成 □协助完成 □自行完成
了解定时按摩子宫底的意义并配合	□是 □否	□是 □否	□是 □否
所用药物名称及不良反应	□是 □否	□是 □否	□是 □否
产后恶露持续时间	□是 □否	□是 □否	□是 □否
了解新生儿侧卧位的意义	□是 □否	□是 □否	□是 □否
了解"三早"的意义并给予配合	□是 □否	□是 □否	□是 □否
新生儿喂养	□无法完成 □协助完成 □自行完成	□无法完成 □协助完成 □自行完成	□无法完成 □协助完成 □自行完成
新生儿接种疫苗有关注意事项	□是 □否	□是 □否	□是 □否
不适症状及早告知医护人员	□是 □否	□是 □否	□是 □否
保持敷料清洁、管道通畅	□是 □否	□是 □否	□是 □否
执行护士签名：			

变异：□无 □有	变异原因	
		执行护士签名：

其他护理记录	
	执行护士签名：

住院日第2~3天（术后第1~2天） 年 月 日			
护理记录			
护理处置	白班	小夜	大夜
半卧位			
测量T、P、R、BP			
拔除尿管、镇痛泵			
遵医嘱用约，观察药物副作用			
检查敷料部位有无渗液			
观察子宫复旧及恶露情况			
新生儿处置			

续表

评估泌乳情况				
患者问题/原因	预期目标	白班	小夜	大夜
疼痛/手术创伤 子宫收缩	疼痛能耐受	□是 □否	□是 □否	□是 □否
新生儿喂养知识缺乏	了解有关喂养知识,喂养有效	□是 □否	□是 □否	□是 □否
尿潴留	不发生或及时处理	□是 □否	□是 □否	□是 □否
活动无耐力/卧床	能下床适当活动	□是 □否	□是 □否	□是 □否
自我照顾能力丧失	生活部分自理	□是 □否	□是 □否	□是 □否
护理指导	预期目标	白班	小夜	大夜
饮食指导	了解饮食原则	□是 □否	□是 □否	□是 □否
预防DVT:卧床时间踝泵运动,每小时5~10分钟,每天5~8次	能配合完成	□无法完成 □协助完成 □自行完成	□无法完成 □协助完成 □自行完成	□无法完成 □协助完成 □自行完成
母乳喂养	了解并掌握	□无法完成 □协助完成 □自行完成	□无法完成 □协助完成 □自行完成	□无法完成 □协助完成 □自行完成
下床前注意事项	了解并掌握	□是 □否	□是 □否	□是 □否
拔尿管后及早排尿的意义	能说出其意义	□是 □否	□是 □否	□是 □否
新生儿照护	掌握	□是 □否	□是 □否	□是 □否
新生儿溢奶的处理方法	掌握方法	□是 □否	□是 □否	□是 □否
执行护士签字:				
变异:□有 □无	变异原因: 执行护士签名:			
其他护理记录 执行护士签名:				

住院日第3~4天(术后第2~3天)　　　年　　月　　日				
护理记录				
护理处置		白班	小夜	大夜
主动卧位				
测量T、P、R、BP				
观察子宫复旧及恶露情况				
遵医嘱用药,观察药物副作用				
评估泌乳情况				
行康复治疗				
行新生儿听力筛查				
新生儿沐浴				
患者问题/原因		白班	小夜	大夜
刀口感染		□是 □否	□是 □否	□是 □否
喂养知识缺乏		□是 □否	□是 □否	□是 □否
护理指导		白班	小夜	大夜

指导饮食	了解饮食原则	□是 □否	□是 □否	□是 □否
产后自我按摩子宫的方法、意义	了解并掌握	□无法完成 □协助完成 □自行完成	□无法完成 □协助完成 □自行完成	□无法完成 □协助完成 □自行完成
新生儿黄疸的原因及预防	能说出相关原因及预防方法	□是 □否	□是 □否	□是 □否
新生儿听力筛查的方法意义	了解	□是 □否	□是 □否	□是 □否
执行护士签字：				
变异：□有 □无	变异原因：		执行护士签名：	
其他护理记录			执行护士签名：	

住院日第 4~5 天（术后第 3~4 天）　　　年　　月　　日			
出院护理记录			
出院评估		执行时间	护士签名
子宫复旧：□好 □差			
刀口愈合：□愈合 □未愈合			
乳胀：□有 □无			
恶露量：□多 □少			
新生儿黄疸程度：□轻 □中 □重			
脐带情况：□好 □差			
新生儿筛查：□疾病 □听力			
出院护理指导			
出院时间：_____年_____月_____日_____点			
复诊时间：_____年_____月_____日			
产妇出院指导			
如何办理出院流程			
哺乳期间注意避孕及选择方式			
恶露持续时间及个人卫生			
褥汗及室温调节的问题			
怎样防止乳腺炎			
坚持母乳喂养			
产后 42 天禁止盆浴、禁止性生活			
产后 42 天门诊复查			
新生儿出院指导			
坚持 4~6 个月纯母乳喂养			
排便问题			
如何防止溢奶			
脐带的消毒护理			
眼部分泌物的处理方法			
皮肤的护理			
如何防止尿布疹			

续表

有利于黄疸消退的方法		
如何换取出生证明及落户		
免疫接种后续问题		
变异：□有　□无	变异原因：	
	执行护士签名：	
其他护理记录：		
	执行护士签名：	

某某医院产科子宫下段剖宫产术临床路径（患者版）

尊敬的_____：

欢迎您来到我院就诊！为了更加优质、高效、安全的完成您的治疗过程，使您对治疗的具体环节充分享有知情同意权，特制订本路径。请认真阅读，感谢您的配合。

孕妇姓名：_____　性别：_____　年龄：_____　住院号：_____

住院日第 1～2 天　　　年　月　日　今天住院，要注意的事情挺多啊！
医生要为您做的工作： 1. 核对您的身份，全面询问您孕期情况 2. 为您进行产前检查并书写病历，下达医嘱
护士要为您做的工作： 1. 核对您的身份，带腕带及卫生处置，建立入院病历 2. 测量体温、脉搏、呼吸频率、血压、胎心 3. 向您介绍病区环境，饮食指导，自动胎动方法，通知化验检查及注意事项等
孕妇注意事项： 1. 如实诉说整个孕期过程 2. 填写入院协议书、授权委托书，请认真阅读入院记录内容以及首次与医生沟通的内容，请您本人或您授权的代理人签字确认 3. 严格遵守护士交待的禁食水时间，以免影响次日早晨抽血检查项目，做好胎动计数 4. 不得擅自离开病区
就要做手术了，真快！我不紧张！
医生要为您做的工作： 1. 查房，了解您的检查、检验结果，确定明日能否手术 2. 说明剖宫产的过程、手术大致时间 3. 手术通知单发出后手术室护士会对您进行术前访视，核对您的姓名、诊断、拟手术名称等信息，请您在有关医疗文书上签字
护士要为您做的事情： 1. 通知您手术时间、术前禁饮食时间及术后注意事项 2. 告诉您术后早下地、早开奶、早吮吸的重要性，指导您术后如何进行深呼吸、咳嗽、踝泵运动，备皮（清洗皮肤）；做抗生素皮试 3. 与您的主刀医生共同核对您的信息
患者注意事项： 1. 认真听取医护人员的介绍，遵守禁饮食时间 2. 请您本人或您授权的代理人签署手术及麻醉知情同意书
您对今天的工作：□满意　□较满意，还需要改进　□不满意
就要开始手术了！还需要进行一些准备工作。
术前医生要为您做的工作： 1. 手术切口划线标示，医生和手术室护士把您接到手术室 2. 到手术室后，麻醉前医生和手术室护士要再次核对您的身份、诊断、手术等情况 3. 进行手术
术前病房护士要为您做的工作： 1. 测量生命体征，留置尿管、核对腕带、手术部位、更换病员服，协助您准备新生儿包被、尿布、准生证 2. 注射手术前用药 术前手术室护士要为您做的工作： 1. 核对腕带、手术部位，检查皮肤有无破损等异常 2. 到手术室后为您建立静脉通路并滴注抗生素

续表

术前孕妇注意事项:
1. 手术前您需要排空膀胱,除去发夹、假牙、眼镜、口红、首饰等
2. 在手术室配合手术者、手术室护士核对您的信息
3. 注射麻药时有暂时的疼痛,稍微忍耐一下就好了
<div align="center">睡醒了,手术已经顺利结束了,终于放心了!</div>
术后医生要为您做的工作:
1. 手术医生、手术室护士共同护送您返回病房
2. 下达手术后医嘱
术后手术室护士要为您做的工作:
护送您返回病房,向病房护士交接手术进行情况、尿管情况,检查皮肤完整情况
病房护士要为您做的工作:
1. 在病房等候您的安返,监测生命体征,检查腹部刀口是否有渗液,观察子宫收缩、阴道流血情况
2. 交待术后注意事项、新生儿喂养指导并做好母婴生活护理
术后产妇注意事项
1. 按照护士交待活动内容,进行踝泵运动、配合护士做好新生儿早接触、早吮吸
2. 如实告诉护士您的感受如刀口疼痛、头晕、心悸、恶心等不适情况
<div align="center">您对今天的工作: □满意 □较满意,还需要改进 □不满意</div>
<div align="center">住院日第 2~3 天(术后第 1~2 天) 年 月 日</div>
医生要为您做的工作:查房
护士要为您做的工作:
1. 指导饮食,生命体征测量,静脉输液
2. 注意敷料部位是否有渗液,观察子宫收缩、阴道流血、泌乳情况,为新生儿行听力检查、卫生处置,指导母乳喂养。拔除尿管,会阴擦洗,鼓励您尽早下床活动
产妇注意事项:向医生如实汇报病情,刀口疼痛等情况,按照护士指导进行新生儿喂养。每日行新生儿处置,注意保护刀口敷料,避免脱落、污染。
<div align="center">您对今天的工作: □满意 □较满意,还需要改进 □不满意</div>
<div align="center">住院日第 3~4 天(术后第 2~3 天) 年 月 日</div>
医生要为您做的工作:查房,停止有关医嘱
护士要为您做的工作:
1. 静脉输液;生命体征测量;会阴擦洗,根据产妇情况行产妇后康复治疗及乳房按摩;
2. 检查敷料部位是否有渗液,观察子宫复旧、恶露、泌乳情况,行新生儿卫生处置,指导母乳喂养。
产妇注意事项
1. 向医生如实汇报病情,有刀口疼痛等情况
2. 做好母乳喂养防止乳胀,注意保护刀口敷料,避免脱落、污染
<div align="center">您对今天的工作:□满意 □较满意,还需要改进 □不满意</div>
<div align="center">住院日第 4~5 天(术后第 3~4 天) 年 月 日 今天可以回家了!</div>

续表

医生要为您做的工作：
1. 查房，查看刀口，停止有关医嘱，完成出院小结
2. 告知您出院后注意事项及复查时间
（1）个人卫生
（2）计划生育、避孕
（3）坚持母乳喂养
（4）产后 42 天门诊复查
护士要为您做的工作：
测量生命体征，行新生儿疾病筛查，交给您出院小结、新生儿出生记录及科室联系卡，指导您办理出院结账手续
产妇注意事项：
1. 向医生如实汇报刀口疼痛、新生儿吃奶情况等情况
2. 注意保护刀口敷料，避免脱落、污染
产妇注意事项：按照医生、护士交待指导内容，按时复诊。
请您留下宝贵建议： 年　　月　　日

某某医院子宫下段剖宫产术临床路径（医师版）
适用对象：子宫下段剖宫产术（ICD－9－CM－3：74.12）

姓名：_____　性别：_____　年龄：_____　住院号：_____

住院日第 1~2 天　　　年　　月　　日	
长期医嘱： □　临床路径管理 □　产科护理常规 □　二级护理 □　普通饮食 □　左侧卧位 □　自数胎动 □　多普勒听诊　q4h □　阴道检查 prn	**临时医嘱：** □　产科检查 □　血常规、血型、凝血四项、尿常规 □　肝功、血糖、乙肝六项、病毒系列 □　心电图 □　产科 B 超 □　胎心监护
医师签名：	
临时医嘱： □　定于　时在硬膜外麻醉下行子宫下段剖宫产术 □　备皮 □　导尿，留置导尿管接无菌袋 □　青霉素皮试或头孢唑啉钠皮试 □　注射用青霉素 800 万 U ivdrip，过敏用头孢唑林钠 2.0 ivdrip qd，术中带药 □　术者、麻醉师及巡回护士三方进行患者核对，填写《手术安全核对表》及《手术风险评估表》	
医师签名：	
手术当日长期医嘱： □　剖宫产术后护理常规 □　一级护理 □　禁食水 6h 后清流质饮食 □　测血压 q2h □　持续导尿 □　会阴冲洗 bid □　留陪人 □　注射用青霉素 800 万 U ivdrip bid/注射用头孢唑啉钠 　　2.0 ivdrip bid	□　新生儿护理常规 □　母乳喂养 □　新生儿护理 **临时医嘱：** □　硬膜外麻醉术后护理常规 □　腹部切口沙袋加压 6h □　按需：0.9% 生理盐水 500ml + 缩宫素 20U ivdrip □　乙肝疫苗 □　卡介苗
医师签名	
住院日第 2~3 天（术后第 1~2 天）　　　年　　月　　日	
长期医嘱： □　剖宫产术后护理常规 □　半卧位 □　会阴冲洗 bid □　I 级护理 □　清流质饮食 □　留陪人 □　注射用青霉素 800 万 ivdrip bid 或注射用头孢唑啉钠2.0 ivdrip bid □　产后康复理疗 prn	□　新生儿护理常规 □　乳房按摩 prn □　母乳喂养 □　新生儿护理 **临时医嘱：** □　拔除导尿管 □　停测血压　q2h

续表

医师签名：	
住院日第 3~4 天（术后第 2~3 天）　　年　月　日	
长期医嘱： □　剖宫产术后护理常规 □　Ⅱ级护理 　　主动卧位 □　半流质饮食 □　留陪人 □　会阴冲洗 bid □　乳房按摩 prn □　停注射用青霉素 800 万 U ivdrip bid 或头孢唑林钠 2.0g 　　ivdrip bid □　参坤养血颗粒 15g tid	□　新生儿护理常规 □　产科整体护理 2 级 □　母乳喂养 □　新生儿护理 □　产后康复理疗 prn 临时医嘱： □　新生儿经皮测胆红素 □　新生儿听力检查
医师签名：	
住院日第 4~5 天（术后第 3~4 天，出院日）　　年　月　日	
出院医嘱： □　新生儿疾病筛查 □　终末消毒 □　产后 42 天门诊复查	
医师签名	

参考文献

［1］宋思源，罗仕蓉．护理学导论［M］．北京：中国医药科技出版社，2018．

［2］宋思源．心理资本、正念"舒缓"护士职业倦怠［J］．价值工程，2017，9：167－168．

［3］董翠红，黄韶兰，宛淑辉．护理学导论［M］．北京：中国科学技术出版社，2017．

［4］王星歌，龙亚香，刘玉华．护理学导论［M］．武汉：华中科技大学出版社，2017．

［5］李晓松，章晓幸．护理学导论［M］．北京：人民卫生出版社，2018．

［6］中国营养学会．中国居民膳食指南［Z］．北京．2022，4．

［7］健康中国行动推进委员会．健康中国行动（2019—2030年）［Z］．北京．2019，

［8］李玉荣．护理学导论［M］．武汉：华中科技大学出版社，2020．

［9］李晓松．护理学导论［M］．4版．北京：人民卫生出版社，2018．

［10］王丽娟．护理学导论［M］．上海：同济大学出版社，2019．

［11］李玉荣，苑淑辉，冯珊珊．护理学导论［M］．武汉：华中科技大学出版社，2019．

［12］李小妹，冯先琼．护理学导论［M］．5版．北京：人民卫生出版社，2019．

［13］喻友军，屈刚．2018国家护士资格考试应试宝典［M］．北京：科学出版社，2018．